数字化时代的
智慧门诊
——门诊管理与服务新理念、新实践

崔彩梅　董　枫　主编

复旦大学出版社

编委会

主　编：崔彩梅　董枫

副主编：谢诗蓉　邱智渊　黄　健　沈国妹　陈惠芬

编　者：（按姓氏笔画排序）

复旦大学附属中山医院：何辅成　陈惠芬　崔彩梅

复旦大学附属华山医院：严心远　邱智渊　秦越萃

复旦大学附属肿瘤医院：柏鸿凌　董枫

复旦大学附属儿科医院：沈国妹　钱玉萍　高　璇

复旦大学附属妇产科医院：阮芳芳　李　臣　黄　健

复旦大学附属眼耳鼻喉科医院：叶正强　陈琼洲　谢诗蓉

序一

"问渠那得清如许,为有源头活水来。"门诊是患者就诊行为的第一步,也是大多数患者看病的主要入口。门诊流程、环境、设施是民众和社会对医院就诊体验的第一印象,故而,门诊是一家医院最重要的窗口和形象展示。然而国内的大多数三级医院的门诊量都非常巨大,来自全国各地乃至全世界的患者,其疾病情况、文化习俗、人文素养、支付状况等各不相同,要让每一位患者都能够便捷、安全就诊绝非易事,这是一项复杂的系统工程。感谢主编崔彩梅及复旦大学附属中山医院门诊管理团队多年来的勤奋工作,建设了一个以信息化服务为主体,与传统就诊方式兼容并蓄的新的门诊服务体系和数字化、精准化门诊管理体系,并且不断升级优化服务流程创新服务内容,极大改善了患者就医体验,实现了门诊高效、有序、安全运行,推动了门诊的高质量发展。复旦大学六家附属医院的门诊管理与服务都做得很好,且各有所长与特色。复旦大学附属眼耳鼻喉科医院的数字化、可视化门诊综合管理平台实现门诊管理的实时性、数据化;复旦大学附属肿瘤医院的精准化预约实现了以疾病为纽带的医生与患者的精准匹配。这些智慧门诊的实践既很好地服务患者,也进一步提升了门诊管理水平。为此,他们总结了智慧门诊建设的做法、理念和思考,并结集成书,邀我做序,我欣然应允。

通读全书,我注意到,他们聚焦智慧门诊建设,将就诊全流程、门诊诊疗全部内容进行了信息化改造,甚至做到了一部手机搞定就医全过程。细节的琢磨、规则的设定、流程的重塑,字里行间可见他们对门诊工作的用心积累与创新。对于大型公立医院,在物理空间相对有限的门诊诊疗中,他们已经建立起相对成熟、先进实用的智慧诊疗模式。而在跨越时空限制的互联网诊疗中,他们从流程创新、服务创新、管理创新入手,在全市率先建立较完善的互联网诊疗模式。相信这些对全国同行都具有很好的借鉴意义。同时这本书文字平实，内容充实，具有实操性，尤其是下篇直接采用问答的形式解释了民众就医过程中最常遇到的问题和疑惑，也是一部很好的智慧门诊就医指南。

当今世界已经形成共识：4G改变生活，5G改变社会。互联网、大数据正在深刻地也必将持续地改变着医疗行为，包括看病就医的组织方式。有些在今天看来不可思议的情景在不久的未来或许会很平常。或许不久本书所讲的预约、挂号、签到、叫号等行为都不再是必须，而可能是由医生通过解读您穿戴的远程监测设备所传输的报警信息主动向您发起诊疗请求，进而通过远程检查、远程诊断、处方流转与配送等方式为您进行诊治。5G很可能让未来医疗呈现截然不同的面貌，今天的门诊管理者应该着手为此做准备。我在这本书中恰恰看到优秀的门诊管理者已经开始具备了强烈的创新意识、初步的互联网思维，这是特别令人欣喜的。

当下，门诊患者多、环节多、突发事件多，管理者容易陷入琐碎事务与突发个案处理中。但是在本书中，我们注意到，他们能够不拘泥于琐碎的事务，立足门诊实际，将自己积累的经验总结成一条条管理规则，再梳理和重塑就诊流程，在信息部门的支持下，开发一个个信息化功能模块，实现更好的就诊体验和更加科学的管理。他们在工作中充满热情，不因循守旧、不满足现状，思维活跃，积极主动，善于借力，这样的创新精神值得嘉许。

万物互联的时代，互联网思维是工作中的基本思维方式之一，这在本书中也初露端倪。这本书所展现的一个鲜明的思维特点就是诊疗行为信息化，信息数据化，数据成为推动管理和决策的基本元素。智慧预约在为患者提供预约服务的同时通过对预约相关大数据的分析，了解患者预约习惯与内容、预约渠道等，进一步改进预约服务，比如精准科普推送就是在患者所预约科室的场景下点对点进行。在分析每位专家接诊时长数据的基础上个性化设置专家号的预约间隔时间，就可以更加精确设置专家号源总量和时间分布，既能满足更多患者就诊需求，又能够最大限度减少就诊等待时间。智慧管理也让接诊人数、待诊人数、等候时间等更多数据实时呈现在管理者面前，管理者既可以及时采取措施，也可以掌握相应规律后采取策略性改变。迭代思维在互联网医院建设上体现得尤其充分。自 2020 年上线以来，上海各家公立医院互联网医院功能持续增加、流程不断完善，大多已经历数次甚至十数次升级迭代。我们相信，随着互联网、5G 技术在医疗领域的深入应用，互联网思维将会成为门诊管理者最需要具备的思维方式之一。

总而言之，这本书既是对当下智慧门诊建设成果的阶段性总结，可以对全国同道提供有益借鉴，对就诊患者也是很好的科普推广和就诊指导，同时书中所展现的门诊管理与服务的宗旨、原则、思想，以及思维方式，契合了我国医疗卫生事业发展的要求和方向，值得学习、借鉴和探究。希望本书作者团队和全国同道一起继续不懈努力，守正创新，在不久的将来有更新更多的成果呈现出来，更好地服务民众健康，促进医院高质量发展，为健康中国伟大目标做出应有的贡献。

中国科学院院士
复旦大学附属中山医院院长

2023 年 4 月

序二

多数人都有到医院看病的经历,但就诊体验和感受不佳:有的站在门诊大厅却茫然无措;有的不清楚就诊流程;有的匆忙前来,但想挂的专家却已经没号了;还有的看不明白医院的标识等。再加上大医院门诊量巨大,到处人满为患,到处需要排队。这样的就诊体验曾经是相当长一段时间内民众抱怨最多的内容。为此,自2021年以来连续三年上海市卫生健康委员会携手上海市经济和信息化委员会、上海市医疗保障局、上海市财政局等委办局在全市公立医疗机构推行便捷就医服务数字化转型工作。运用5G、大数据、人工智能等数字化技术,以全面数字化转型为抓手,优化就医服务流程,构建智慧医院新模式,全面提升市民就医体验。三年来在全市医院共推行二十余项数字化就医新举措,涉及诊前、诊中、诊后各个就医环节。

我市各医疗机构的门诊管理者们一直重视建设规范良好的门诊流程和秩序,使患者能高效、有序地就诊,并始终将此视作自己矢志不渝的使命和责任。很久以前,他们就以信息化为主要抓手,从便捷支付、预约就诊和检查入手推出各种便民服务,不断改善患者就医体验。市民对我市公立医疗机构满意度呈现逐年上升的趋势。

看到这本书的书稿,不免感到震撼与惊喜。本书作者团队,也就是复旦大学各附属医院的门诊管理者们,将政策要求与门诊管理服务、患者就医需求有机结合,以人为本,坚持创新,持续改进,以数字化技术为纽带,融入各种管理规则,创新服务内容,打造了一条科学、高效、有序的完整就诊高速路,使门诊服务智慧化。将繁杂细琐、流程众多的门诊服务尽可能变得合理而高效,让每一个经历过的人都留下深刻印象,有口皆碑。这条路的起点在患者产生就医需求之时。各家医院都建设了自媒体平台,包括微信公众号、APP等,患者在这里不仅能够学习到健康科普知识，更可以了解就医流程、攻略等内容，还可以通过智能导诊等模块明确自己需要就诊的科室进而在平台直接预约。预约就诊是这条高速路的组织核心所在，它让进入医院的人流量平稳有序、安全可控，拥堵的现象随之减少很多。自媒体平台上的院内智能导航服务模块，其功能与我们日常驾驶时的导航相比毫不逊色，不仅能指引患者精准到达就诊目的地，甚至还能预测患者下一步要去的地方，就诊的过程省心多了。打印的病史清楚整齐，不再有看不懂的天书；患者还可以在手机软件上看到自己的病史和检查报告以及用药情况；各项检查预约也不再需要患者东奔西跑，一站式全搞定；付费再不需要排长队，除了随处可见的便捷支付机具，患者也能在自己手机上轻松完成。这条就诊路上，以前的堵点都努力以数字化解决方法来消除，就诊之路自然就顺畅多了。如今，各医疗机构的管理者们还在不断努力延伸道路，他们不仅精准推送科普知识，让患者诊后也能更加细致全面了解自身疾病及管理，还打造了一条就诊全过程都在网上的互联网医院高速路，患者足不出户也能享受优质诊疗服务。

当然，相比传统的就诊模式，智慧门诊高速路有着一定的要求和规则，只有了解掌握了这些规则，才能真正享受它所带来的便利。某种意义上，今天科学高效看诊也是一门学问。感谢本书作者团队，复旦大学附属医院的门诊管理者们，他们系统、全面地总结和阐述了现阶段智慧门诊及各个环节的规则和流程设计、使用方法，从中我们可以充分体会到他们丰富的经验、缜密而活跃的思维，尤其是一心为民、一心干事的情怀。就我个人而言，首先把它当作一份最详尽的智慧门诊就诊指南和大家一起来分享这本书。通过阅读本书，您也可以从医院这个微观层面了解上海这几年的医改工作和效果，了解医院门诊信息化发展的进程和趋势，更可以全面深入了解医院门诊各个信息化服务模块的设计理念及功能，掌握各种使用窍门，同时深入知晓医院就诊流程，各种各样便民服务，让有就医需求的朋友能高效就诊，尽量不走弯路。可以说，一书在手，上海各大医院就医不发愁，有较之以往更好的就医体验，值得一读。

最后，再次感谢本书作者团队，在极其忙碌繁杂的门诊工作之余，奉献出这样一本书。我们也期待不远的将来，他们能有新的数字化门诊服务实践成果分享给广大民众，让就医更便捷，让服务更温馨，共同助力"健康中国"建设。

上海市医学会会长　邬惊雷

2023 年 4 月

序三

众所周知，医院门诊有"三多"：一是来院人数多，门诊是整个医院人流量最大的区域。有些综合性三甲医院日门诊量可高达 2 万余人次，再加上陪同家属，以及前来做检查、取报告、做治疗等各类人群，每日门诊大楼人流量可达 4 万～5 万人次。二是医、技、护、药及服务保障人员多，在某个时间节点，很可能有数百名医生在同时接诊。他们专业不同、资历不同、出诊的门诊类型不同、专科诊疗的特色与要求不同，且辅助部门及后勤服务保障的要求高。三是涉及环节多，预约、挂号、缴费、看诊、检查检验、取药、治疗等，绝大多数患者都要经历至少 3 个以上的环节。正是因为这"三多"，门诊管理与服务就形成三大基本内容：质量、安全和效率。门诊诊疗质量的管理，需要对每个病人的诊治质量进行管理和评估，使门诊各部门遵循规范化诊治的方案，不断提升门诊诊疗的质量和水平。患者安全管理，需要建立一整套的安全评估流程和高风险病人的识别及管理，同时有完备的应急处置方案和安全防范措施及处置预案。此外，门诊管理还需做到全程化的诊治秩序管理、多部门协同配合和高效联动，不断优化诊治流程，提高诊治效率。

随着信息化、数字化、智能化时代的到来，医院内部的信息化建设，越来越受到医院管理者们的重视。门诊是一个医院信息化水平的重要呈现窗口，连接着从院外预约、院内就诊及互联网医疗、诊后随访、全程化管理等各个方面。信息化、数字化、智能化服务，一方面能大大提升对于患者的服务能力、服务质量和服务效果；另一方面，能够加速提升门诊医、护、技、管的能力和水平，同时也为门诊全方位实时管理提供动能，它是强化门诊管理、提升效率的重要手段。

本书作者的单位来自国家卫健委委属委管医院，是我国公立医院创新发展和质量管理的重要代表。本书作者和写作团队，均来自复旦大学附属医院的门诊管理者，不仅有着丰富的门诊管理实践经验，而且充满创新活力和奉献精神。他们以多年积累的门诊管理经验和创新做法，与网络信息部门密切合作和联动，将就诊全流程、门诊医疗服务全过程实现信息化、数字化、智慧化全覆盖，尤其打破信息孤岛，将散落在各个系统中的数据进行提取、清洗和整合，建立了门诊智慧管理和数据决策系统，使得门诊管理实现了实时性、精准性和可预见性，也实现了门诊的跨越式发展。

通过系统梳理智慧门诊建设的做法、探索和思考编辑而成的此书对中国式现代化医院智慧门诊建设具有重要意义，对广大民众智慧就医知识普及带来新的资讯。总结本书有三大特点如下。

（1）实用性：本书涉及门诊管理与信息化服务的各个环节，有具体的解决方案和实施路径，可作为门诊管理的小红书、百姓就医的口袋书。对于门诊管理具有很强的借鉴意义，有助于门诊管理者、医疗信息化服务团队学习借鉴并持续改进。民众不仅能从中学到就医窍门，还能理解管理者的设计初衷。在每一章的末尾，收集了几家医院微信公众号的相关文章，制作成二维码，民众可以扫码阅读，与正文相呼应，可以说是从管理者和患者两个不同维度对智慧化服务模块的理解和应用。本书下篇更是就患者就医中较为常见的 50 个问题一一做了解答，可以作为一部完整的智慧门诊就医指南。

（2）指导性：本书介绍了智慧门诊相关的要素和解决方案，为各家医院的智慧门诊建设提供参考，更强调智慧门诊不同功能模块的规则和流程设定，抽丝剥茧、层层分析，并在大量患者实际使用测试检验的基础上不断改进，书中附有大量模块设置的图片和流程指引，对于其他医院相同模块的开发具有直接的指导作用。

（3）新颖性：本书代表着门诊智慧化管理的新理念、新知识、新做法，展示了医院门诊管理者借助信息化建设提升管理效能的探索，其中不乏实际门诊管理常见问题的解决方案，具有重要的引领和示范作用。

复旦大学附属医院的门诊管理者始终探索智慧化门诊管理、个性化服务理念、精准化流程再造等方面的高度融合，大力推进门诊的高质量发展，形成了服务患者、服务临床、高效智能的创新实践和经典案例，值得大家交流学习和示范。期待着在此基础上，他们继续不断总结经验、凝练新做法、展示新理念，在不久的将来呈现给大家新的续篇。

复旦大学上海医学院医院管理处处长

复旦大学附属儿科医院院长　王艺

2023 年 4 月

目 录

第八章　智慧化、精准化健康教育 _ 099

第九章　互联网医院 _ 116

第十章　智慧便民服务 _ 134

第十四章　懂点预约窍门，高效预约，轻松就医　_ 179

第十五章　了解看病流程，轻松看病不迷茫　_ 193

第十六章　付费，又便捷又安全，可以兼得吗　_ 199

第十七章　互联网让检验、检查更加集约高效　_ 201

智慧门诊建设

实践与探索

第一章　总论：智慧医院中的门诊发展新趋势

第一节　门诊管理与服务创新背景：门诊全方位智慧管理的设计初衷

一、卫生健康日益成为服务国家战略，提升城市竞争力的重要支撑

健康是促进人的全面发展的必然要求，是经济社会发展的基础条件。党的十九大报告将实施健康中国战略纳入国家发展的基本方略，把人民健康作为"国家富强和民族振兴的重要标志"，并要求"为人民群众提供全方位全周期的健康服务"。随着健康中国战略的实施，国民健康问题被提升到了新的高度。既体现以人民为中心的国家治理理念，以及促进民生福祉、社会和谐稳定的社会需求，也彰显了健康是最大生产力的经济意义。

随着健康中国战略的实施，人口的预期寿命已经成为衡量城市竞争力的重要指标。而决定人口预期寿命的关键因素——卫生健康，也早已不仅仅代表着医学发展本身的情况，而是一座城市综合实力、经济实力、管理能力和创新能力等的体现。

在全球化浪潮下，激烈的城市竞争，快速便捷的交通与人员往来，使得高端人才的争夺日趋白热化。一座城市的卫生健康能力和水平，作为美好生活的重要保障，是影响高端人才去留的重要因素之一。而上升到国家层面，对卫生

健康的区域化布局，不仅是卫生经济学的考量，更是国家经济社会发展战略的重大布局。

上海作为中国首批沿海开放的城市之一，同时也是长三角地区的龙头城市，始终走在改革开放的前沿，是贯彻新发展理念的标兵。近年来，上海加快高质量发展，已经基本建成国际经济、金融、贸易、航运中心，国际科创中心的建设也已形成基本框架。医疗卫生事业与经济社会的建设相互支撑，彼此保障，确保了人民健康与经济社会协调发展的国家战略稳步推进。一方面，经济社会的发展为维护人民健康奠定了坚实基础，消费结构的升级将为发展健康服务事业创造广阔的空间，科技创新为提高医疗卫生水平提供强大的动力；另一方面，医疗卫生的建设保障了经济社会的平稳运转，切实改善了广大人民群众的就医体验和获得感。令人欣喜的是，医疗卫生与科技企业的互动，进一步提升了科技成果的转化与进步。

二、 突发重大公共卫生事件给门诊工作带来全新的挑战和改变

2020 年初，一场突如其来的疫情，打乱了大多数人的生活、工作节奏。疫情严重影响了人们的生活，在全球造成深远的影响。同时，也让人类深刻认识到面对重大传染性疾病，我们的应对能力和手段其实仍然十分有限。无论是经济落后地区，还是发达经济体，当疫情来袭时，都不同程度地表现出一定的手足无措。即便医疗能力和技术水平较高的区域，疫情袭来，也同样存在医疗资源被"挤兑"的问题。疫情提醒人们几个容易被忽略的重要事实：一是应对重大公共卫生事件时不仅要有医疗技术的高度，也需要医疗资源覆盖的广度；二是公共卫生事件的应对是一项总体战，各类资源需要围绕医疗卫生的需求进行调配；三是对民众的引导，需要专业医学知识的反复普及和教育。

重大公共卫生事件对于卫生健康系统的考验是最为直接的，有时甚至是致命性的。作为公共卫生事件的应对者和受影响者，医疗机构承受着多方面的压力。首先作为守卫人们生命健康的机构，有责任有义务在疫情暴发时挺身而出，做好疫情的应对工作，但医疗资源总体有限，一旦患者人数超过医疗机构

所能承载的上限，又不断有新的病例转送过来，将会导致医疗机构诊疗能力过载，进而导致医疗体系崩溃。同时，医疗机构的接诊能力也受疫情因素影响和制约。不仅仅是防护物资的需求显著增加，医务人员本身也可能因为感染、隔离等情况而减少，从而导致接诊能力削弱。

在应对重大公共卫生事件时，门诊的负责人转化为医院的"守门人"。门诊是患者就医的第1步，能否在预检流调时及时发现潜在的感染者或感染高风险人群，对于降低院内感染，有效防控疫情有着十分重要的作用。然而，这给医院门诊管理工作提出了全新的课题。首先，要尽快明确预检流调的标准和规范，用于指导现场的工作，方便预检人员按照标准执行。其次，要尽快通过信息化等技术手段，优化预检流调流程，避免造成人员拥挤排队。复次，要形成对突发事件、特殊情况的解决预案，根据实际情况及时做好对患者的解释说明工作，做好应急处理。再次，要动态调整预检流调的规则，及时优化核验标准和内容，最大限度降低防控对正常诊疗的影响。最后，要做好人员培训，包括院感、应急处置、急诊急救、纠纷处理等，第一时间做好现场工作，避免因疫情耽误患者诊疗或使医患矛盾升级。

此外，门诊管理者也要应对可能的医务人员因封控、感染等，导致无法正常工作的情况。要做好门诊人力资源的合理分配，强化门诊排班临时调整的操作，及时提醒就诊患者，并安排代诊医生，避免患者因医生临时停诊耽误诊疗。

在重大公共卫生事件暴发之后，医院门诊的整个流程要随之考虑重新调整再造，从门诊预约到诊区管理，从预检流调到患者动线规划，门诊的每一个环节和步骤都要围绕疫情防控做相应的调整，需要医院门诊管理者统筹考虑，根据医院实际情况不断优化，持续改进，最大限度地兼顾就诊的便捷性，降低疫情防控对诊疗的影响，尽量降低患者的经济成本和时间成本。

三、 信息科技快速发展与广泛应用，为门诊创新管理提供广阔的想象空间

从支付宝到微信，不知不觉间，这些诞生时间并不算长的 APP 成为人们日

常生活、交流、交易环节中非常重要的一环。移动智能终端（智能手机、平板电脑、智能手表等）在现代都市生活中已然成为人们必不可少的重要工具，甚至被戏称为人体"新生器官"，成为部分人形影不离的"一部分"。

随着这些移动智能终端的快速普及，人们相互沟通和获取信息的方式变得更加便捷。医院原本相对封闭的信息，如今患者可以更为简便地获取。以往因预约就诊信息难以触及患者和家属导致的就诊无序、候诊时间长、检查预约排队时间长等问题，在信息科技进步的同时，可能得到全新的解决方案。

利用这些移动智能终端，重新梳理原本复杂多样的门诊诊疗流程，将其中可能通过线上完成的部分进行"提取"，开发基于 APP 的导诊流程，以预约、缴费等环节实现手机端的自助服务，让部分善于使用信息化、智能化手段的患者享受信息化时代带来的便利。同时，将必须在线下完成部分进行再梳理、再优化，从导诊排队到就诊提示，尽量减少患者操作环节和线下奔波，降低患者经济成本和时间成本，更好地发挥信息技术的作用，将时间还给门诊诊疗的核心环节，让医生有更多的时间与患者进行交流，让患者减少无谓的等候与往返。

2021 年 10 月，《上海市全面推进城市数字化转型"十四五"规划》（简称《规划》）正式发布。《规划》明确了"十四五"时期上海城市数字化转型的"1+4"目标体系。其中，一个总体目标是：到 2025 年，上海全面推进城市数字化转型取得显著成效，对标打造国内一流、国际领先的数字化标杆城市，国际数字之都建设形成基本框架，为 2035 年建成具有世界影响力的国际数字之都奠定坚实基础。数字化转型任务中，对于医疗卫生行业提出的一个核心任务就是"便捷就医"。围绕患者看病就医中的难点、痛点、堵点问题，各级医疗机构，尤其是市级医院以缩短患者排队、等候时间为切入点，通过推进医疗服务数字化升级，持续提升公立医疗机构服务效能和患者就医感受度。聚焦预约及检查结果互认、支付、电子发票等患者普遍关注的环节，用信息化、数字化手段进行流程优化，在数字化转型便捷就医 1.0 版应用场景落地之后，包括门诊智能分诊、智能院内导航、智能识别通行、智能诊后管理、基于区块链技术的中药代煎配送等应用场景在内的 2.0 版本也紧锣密鼓地推进起来。有理由相信，数字化转型将持续推动特大型城市卫生健康治理体系和治理能力的现代化，居民未来享受的医疗服务便捷性、可及性将进一步提升。

第二节　门诊管理与服务创新路径：提升优质医疗资源的覆盖率和可及性

一、优质医疗供给矛盾：门诊改革发展面临的新命题

在《辞海》中对门诊的定义是：门诊是医疗机构为不需要或尚未住院的群众防治疾病的一种方式，包括对患者的诊断治疗（认为必要时收进医院诊治），健康检查和预防接种，孕妇的产前检查，出院患者的随访等工作。随着现代医学的进步和快速发展，也为了提升医院整体运营能力，最大限度发挥优质医疗资源的作用，门诊区域能够完成和承接的诊疗项目日益增多，门诊手术、门诊放疗、门诊化疗等原本仅在病房开展的诊疗项目调整至门诊区域开展。

但是随着门诊承接业务工作总量的增加，长期以来，通过挖掘门诊内部空间、优化就诊流程来进一步提升门诊业务总量的运营管理模式，其可操作空间与业务提升的幅度均走向了边际效益递减的困境。对门诊管理者而言，在诊疗模式没有根本性变化的前提下，单纯依靠空间拓展调整和原有流程的重组优化，能够为患者诊疗体验带来质的飞跃的可能性变得越来越小。

另一方面，伴随着我国经济社会的不断发展和医疗改革地不断深入，人们的物质生活水平和医疗技术的发展进步已经较三、四十年前有了巨大的变化。特别是国内一线城市的生活水平和医疗质量，甚至可以媲美欧美发达国家的平均水平。人们对于医疗需求和期待也不断提高，直接表现为门诊患者人数的连年上升。然而受限于优质医疗资源的有限性，患者就诊过程中门诊服务能力仍存在很多不足。

1. 优质的专家号源仍供需不平衡　有很多初诊患者在病情不明的情况下会盲目抢挂专家号，最后只是完善检查，导致部分确有手术需求的患者因不能及时挂到专家号而无法得到及时有效地救治，严重浪费了优质专家号源。同时，专家号源的稀缺性诱使很多黄牛号贩通过为不熟悉就诊流程的患者代挂号、抢挂号赢利，影响了医院的声誉和患者的就诊体验。

2. 人均就诊时间仍短于患者预期　受限于医疗资源，很多患者在经过长时间的预约挂号等待进入诊室后，整个就诊过程比较被动，与医生交流的时间也远远低于患者的预期，可能有很多疑问都无法在短短的几分钟就诊时间内得到解答，影响患者的就诊体验。

3. 复诊配药挤占医疗资源　门诊患者中相当一部分患者是术后复诊患者，需要定期到医院来检查随访或者是复查配药，这些患者的病情相对比较稳定，就诊流程相对比较固定，就诊内容相对比较类似，每一次的随访配药仍需要挂号排队等待较长时间，不仅患者本人来回奔波比较辛苦，同时也影响了其他患者的就诊速度，增加了门诊的整体人流量。

二、 多重视角考量：智慧医院建设与门诊管理实践

如何破解优质医疗资源有限的困局，实现空间拓展、流程优化之外优质医疗资源覆盖能力提升的第 3 条路径？智慧医院的建设给出了我们非常美好的愿景。如前文所述，在互联网技术、信息科技逐步成熟的今日，原本因数据安全和个人隐私等原因，保持信息相对独立的医疗信息和数据，在做好信息保护、网络安全的前提下，得到可进一步开发应用的可能。尤其是结合了人工智能技术之后，海量医疗数据的创新引用，不仅大幅度提升了诊疗的效率，也使基层医疗能力得以快速进步，使对医学了解有限的普通民众可以获得更多相关性更强的专业知识和科普内容，从而帮助患者更多地参与自己的诊疗过程中，提升患者的"参与性"与"选择权"，更加体现医学的人本属性。

现阶段我们的智慧医院建设仍处于起步阶段。门诊领域推进的创新性应用主要有智能导诊与预问诊、精准预约就诊、诊间便捷支付、叫号分诊系统、诊

间或一站式医技检查检验预约、精准化健康宣教、互联网医院建设、智慧便民服务、门诊综合管理平台、智慧化疫情防控等。智慧医院建设主要集中在对流程的再造和优化上，尽管在建设进度上，各家医院之间存在着"不平衡、不充分"的问题，但是可以展望的是，这些创新性功能应用切实改变了患者原有的诊疗模式，打破了时间、空间的局限，在某种程度上它已经颠覆了原有的医疗模式，也切实能够改善患者的就医体验。对于门诊管理者而言，要敏锐地抓住时代的机遇，尽可能地利用新技术不断完善、优化门诊流程，不断提升诊间效率。

同时，需要提醒的是，在现阶段必须要考虑患者就医习惯的改变和养成。任何一种新的就医模式不仅需要医院管理者的智慧和投入，也需要医生和患者的习惯随之调整。即便是简化医生、患者就诊流程的举措，在实际的就诊过程中，仍需要一定的医生培训和患者教育。仅仅在医院端的就诊模式改变已经是非常不容易，因为不仅有内部信息化改造、流程变更带来的内部因素的阻力，往往还会受到医保政策或不同地区医疗管理政策等外部因素的约束和限制，这些最终都可能给患者的就医带来新的麻烦，使原本设计的优化方案在落地之后并不能使医患双方满意。在智慧医院建设的过程中，不能仅从医院自身的视角看待流程的简化或优化，而应更多地从不同文化层次、不同医保政策享受者的患者角度多加审视和思考，尽量避免智慧医院的建设执行难以落地，最终在新通道上线的同时，仍要保留原有流程通道，以免发生与设计初衷——简化流程、提升效率截然相反的结果。

三、让数据"跑"起来：智慧门诊的建设与展望

智慧门诊的建设绝不是为了标新立异或抢出风头，而是从患者的角度出发，结合政府政策要求和医院管理运营特点和实际，探索改变就医模式，提升就诊效率和优质医疗资源服务覆盖能力的探索。近年来，在"互联网＋医疗"、医疗数字化转型等理念逐渐深入人心的大背景下，政府和民众都已经在心理层面对智慧医院、智慧医疗有所期待，甚至已经开始享受起智慧门诊带来

的便捷。

但对于医院门诊的管理者而言，信息技术带来的便捷必须与患者的使用习惯、与相关政策的落地相结合。门诊的管理者必须始终清醒地认识到我们所有工作的出发点，都是为了更好地服务于患者，以患者为中心开展相关工作，进行流程改造和模式创新。

智慧门诊的建设有其颠覆性的一面，无论是电子处方、电子病历，还是视频问诊、移动支付、报告查询、线上配药等，以往依靠患者和家属用脚来跑的流程，现在通过加强数据的互联互通互认，实现了让数据来跑，患者和家属通过手边的数据移动终端——手机就可以解决原来可能需要半天甚至更久的看诊流程。但同时，必须要注意到新的就诊模式可能造成患者不会使用的问题，以及医疗安全的保障，诊疗规范性的监管，都不能因为采用了新模式而忽略和放松。

从更长远的视角来审视，智慧门诊能够为医患双方都带来更多更颠覆性的变化，未来我们能够摆脱门诊线下看诊的空间束缚，甚至将诊疗服务直接延伸至患者所在地开展。同时，随着可穿戴设备的功能不断强大，结合基因技术的预判，对于患者的诊断和随访工作将变得更加精准和随时随地，个人健康管理将发生革命性的变化，患者本人也能更深刻地知晓自己的疾病情况，进而更多地参与并选择自己的诊疗方式，届时智慧门诊将更多地关注规范性、可及性和公平性。

第三节　门诊管理与服务创新使命：提供以患者为中心的医疗健康服务

一、 新技术发展提供的全新就诊体验

目前，互联网医院主要面向患者开展常见病、慢性病的复诊诊疗服务。上

海市正探索市级医院的互联网医院平台相关患者信息的互联互通互认工作，实现医疗服务由单一医院向全市延伸，相当于将全市的诊疗资源进行打通，患者可以选择更方便自己配药或线下复诊的医院进行看诊。

当然，在现阶段，医院仍无法提供线上的检查服务，专业的医学检查仍需要患者至线下医疗机构。但对于复诊患者而言，这些功能基本涵盖了一般性复诊的需求，给大部分门诊复诊患者的诊疗带来了全新的就医体验。至少，互联网医院、远程诊疗提供了一种新的选择，让远隔千里之外的患者，可以更方便地与其主治医生进行交流，极其便捷地进行随访。在保障检查、检验结果均质化的基础上，随访指标可以更好地被监测，对医患双方而言都大幅提升了诊疗效率。这一可能如果被进一步放大，或被患者普遍接受，就能够释放巨大的医疗资源，进一步赋能优质医疗资源。让更多的日常随访患者的诊疗指标能够得到更加专业的指导，同时并不会造成优质医疗资源、著名专家工作量的几何倍增长。尤其是将人工智能技术进一步导入，将患者的随访检查、检验指标进行科学的量化，那么医生对临床患者随访监测的任务将得到更大的疏解。

未来，随着可穿戴设备的发展，尤其是 5G 技术以及检验、超声、放射诊断设备的进一步简便化，远程开展身体检查的可能性正在逐步成为现实。尤其是生命指征的监测变得更加完整和多样，给临床医生更多的参考数据和远程健康管理信心。这些与互联网医院结合，能够更广泛地与线下诊疗配合，提供更多的诊疗服务。患者的个人健康管理可能在互联网医院的基础上进一步得到扩展，既有医生的专业指导，又不会大幅增加个人健康管理的经济投入和时间成本。引导疑难重症的患者线下就诊，指导随访或病情稳定的患者线上就诊，合理科学地利用医疗资源，实现更为智能的"分级诊疗"，将彻底提升门诊诊疗的能力和服务模式。

二、 科技赋能医疗提升效率更注重关爱

"互联网＋"医疗时代的到来，使得大型医院的门诊诊疗服务更便捷、更高效、更智能，而基于当前智慧门诊体系，利用"人工智能"探索实践，进一步

优化门诊流程，给予患者全面、专业、个性化的医疗体验，不仅是贯彻执行国家医疗卫生改革政策，深化医疗改革的需要，也有利于医院改善就医环境，提升患者就医体验，和谐医患关系，实现医院的可持续发展。

部分医院新增了线下专家号源的人脸识别预约和线上专家号源的精准预约，双管齐下，为确有需求而又挂不上专家号的患者提供了便捷有效的挂号通道，及时挂上专家号得到及时的治疗，避免了黄牛号贩从中钻营盈利，同时也精确匹配了患者的就诊需求，引导患者合理预约挂号就诊，提高了患者的就诊效率，在院内初步实现了简单的分级诊疗。

包括智能问诊、智能用药指导和互联网医院在内的线上智能或人工服务则打破了时间和空间的限制，使患者足不出户就能获得专业的咨询和复诊配药，弥补了常规就诊过程中就诊时间短的不足，节省了患者大量的就医时间成本和经济成本。同时，互联网医院的运行在一定程度上打破了卫生资源地区不平衡，外地患者和本地患者一样可以得到及时有效的咨询和复诊配药。目前试运行阶段开放的科室和开药范围有限，未来在现有互联网医院功能的基础上将继续扩大科室范围和线上开药范围，同时增加网上预约检验、检查等服务，为更多的患者提供便捷的综合网上诊疗服务。从根本上实现让患者少跑腿、少排队也能享受到同质的医疗服务，提高门诊就诊效率和患者就诊满意度。

医学本身就是人本主义的，正如闻玉梅院士所言："医学中的人文要素是贯穿医学发展史始终的核心。离开了为人类解除疾苦、保障人类健康这一核心，医学的发展不仅失去了动力，也失去了方向。"所有技术的应用归根到底，都是为了改善患者的就医体验，帮助患者得到尽快的、优质的诊疗。在智慧门诊建设的同时，"人本主义"的思想应当贯穿于门诊诊疗服务的始终。关注"全民""全程"，以患者的健康为所有工作的出发点，科学、柔性开展门诊管理，探索防治结合的健康管理模式。

三、 为跟不上数字时代发展脚步的老年人等一等

国家统计局 2021 年的数据显示，我国 60 岁及以上人口占全部人口的比重

是 18.7％，按照国际上一般的认识，一个国家如果 60 岁及以上人口占全部人口的比重超过 10％，就说明该国进入了老龄化社会。具体到上海来说，上海是我国最早进入人口老龄化社会的城市，也是我国人口老龄化程度最高的城市。2020 年常住人口中 60 岁及以上老年人口数量为 581.55 万，占 23.4％；户籍人口中 60 岁及以上老年人口数量为 533.49 万，占 36.1％。按照联合国标准，老龄人口超过 20％时为"超老龄社会"。

当上海的三甲医院着力通过智慧医院建设、便捷就医数字化转型提升医疗服务运营效率的同时，医院门诊的管理者不能忽视、遗忘对门诊诊疗需求颇为急切的老年人群体。他们对于日新月异的互联网、移动通讯技术的掌握和学习，与其他年龄段的人群相比处于劣势，客观上存在着一定的"数字鸿沟"，在突飞猛进的数字化生活时代，被落在了后面。

让新技术、新模式惠及所有人群，是全球的普遍共识和良好愿望。2020年，国务院办公厅、工信部等先后印发了《关于切实解决老年人运用智能技术困难的实施方案》《互联网应用适老化及无障碍改造专项行动方案》等文件，各地随即开展了一系列工作。比如，部分互联网企业开发推出适老版的"大字版""一键式" APP，帮助老年朋友跨越"数字鸿沟"。通过修改操作界面、简化程序、优化标识等方式，使手机应用程序更加贴近老年人的实际需求。

而对医疗机构而言，在线上、线下门诊诊疗中都应开展相应的适老化改造。在线下，在门诊诊室家具、诊区标识、卫生间、电梯、走廊、无障碍通道等，都要做好硬件的改造，保障老年患者的安全。而在线上，也要考虑患者的文字输入能力和视力较弱的实际情况，尽量简化或提供大字版的诊疗对话界面，帮助患者更顺利地就医。部分医院还针对不熟悉互联网医院使用的老年人，将互联网医院的使用培训下沉到医联体单位、养老院、社区卫生服务中心，通过这些单位的工作人员，转述老年患者的病情，相对及时准确地反映患者的病情，以便医生给予远程的诊疗和指导。

此外，老年人群体中也有一些对于新生事物充满好奇心和求知欲的人，通过老年大学、社区活动中心的组织，对他们开展健康宣教和讲座，逐条逐项地教会他们使用现代先进的互联网门诊方式，让更多的老年人享受到"互联网＋

医疗"、数字化转型便捷就医带来的优势和便利。这些工作的开展，帮助老年患者体验全新的就医模式，不仅提升了智慧医院的覆盖人群，也进一步提升了医院的运营效率，打开足不出户便享受优质诊疗服务的就医大门，同时也是医院"人本主义"精神的体现。随着全社会关心关爱老年患者，帮助他们逾越"数字鸿沟"，更高效、更便捷的门诊诊疗服务将会造福更多的患者。

（董枫）

第二章 智能导诊与预问诊

每家医院门诊大厅都有这样一个部门，不大的空间，二三名护士，醒目的标牌：预检台或者导诊台。她们的职责就是根据患者病情指导患者选择正确的科室就诊。这就是我们通常说的导诊或者说预检分诊。近年来随着信息化的飞速发展，越来越多的患者通过网络预约就诊，运用信息技术通过网络平台为患者提供准确的预检分诊，自然就是智能导诊了。

数据显示，各家医院每天都有一定数量的退号人数，很多退号是挂错号造成的。至于挂错号的原因则有很多，但最基本的是现代医学分科越来越细，患者不再能够凭常识来选择科室。现在上海三甲医院的平均预约就诊率已经超过了60％，而通常这其中超过80％又是网络预约的。所以，如何在网络上指导、帮助患者准确预约就是医院门诊高质量发展的基本内容。智能导诊就是智慧门诊建设的一道必答题。

既然要为患者正确导诊，那肯定要了解患者的基本病情。线下导诊过程中，预检护士了解了患者情况，却没有办法把这些信息传递给医生。而线上预问诊就可以轻松做到。预问诊的基本思路是把患者预检时自述的病情在患者就诊前就发送给接诊医生，不仅让医生提前、全面了解患者情况，还节省了医生书写病史的时间，提高了接诊效率。但是，智能导诊和预问诊还是两个独立的系统，因为这两个系统建设的初衷是不同的。智能导诊核心在于让患者准确预约和挂号，那么整个设计的思路均以患者的思维习惯来进行；预问诊的本质是让医生提前了解患者的病情，那设计思路更应该遵循医生的临床诊疗思维。当然，也有不少软件是结合了患者和医生两方面的特点做出的统一的产品。在此，我们选择将它们作为两个服务功能，主要从使用时机考虑，智能导诊是在预约前为患者提供服务，预问诊则不仅在预约时，其实在预约完成以及挂号后的等候就诊时，都可以进行。

当患者的需求、医院的高质量发展与信息技术的进步、国家政策导向彼此结合时，智能导诊、预问诊等智慧医疗服务新举措就如雨后春笋般出现了。2017 年 7 月，国务院印发《新一代人工智能发展规划》（国发〔2017〕35 号），提出应深化人工智能在医疗领域中的应用，推广应用人工智能诊疗新模式、新手段，建立快速精准的智能医疗体系等等发展目标。自 2018 年起，由《中国医院院长》杂志主办、受到全国医院以及医疗相关信息技术公司高度关注的中国智慧医院建设与发展大会已经连续举办 5 届。每次都有十数家公司带来他们的智能导诊或者预问诊的创新产品。2021 年 6 月，上海市卫生健康委员会、上海市医疗保障局等七部门联合印发了《上海市"便捷就医服务"数字化转型工作方案》，2022 年又印发该方案的 2.0 版，预问诊和智能导诊分别是两个方案中明确要求医院应具备的服务场景。继预问诊在 2021 年全面上线后，智能导诊也已在上海各大公立医院迅速落地推行。

第一节　规则与流程设计

在很长一段时间中，患者在网络上是通过关键词搜索的模式来明确自己该预约什么科室。答案自然是五花八门，准确率相当低。当下最新的智能导诊模式总体思路上都是以医疗 AI、自然语言处理技术为内核，通过智能理解患者主诉、智能追问主诉相关的伴随症状、智能推荐就诊科室和医生，从而对患者的问诊需求和医院的门诊资源进行优化匹配，优化服务流程，提升导医服务效能。

智能预问诊是利用患者诊前等待时间，引导患者利用预问诊服务系统问答病情症状等相关问题，系统后台通过人工智能算法不断引导患者更加全面、准确描述病情，并将自然语言转换成规范的医学语言形成患者主诉并传输到医院信息系统中，进一步帮助医生提前了解患者情况，实现快速采集病史信息，提高问诊效率。

一、 智能导诊系统基本规则和关键节点

智能导诊的初衷是帮助患者找到自身疾病应该去就诊的科室或医生，避免医疗资源的错配和浪费，所以患者易接受、易操作、少歧义是智能导诊患者端设计的基本原则。而要让医院更加愿意安装使用这一系统，它还必须做到分诊准确、信息全面规范，具有个性化、"本土化"这样一些特质。具体几个关键点如下。

（一）智能理解患者主诉

尊重患者语言和思维习惯，以患者自身感受为主，用民众日常用语，由大到小，由粗到细，由表及里设计问答内容；多让患者做"选择题"，不做"问答题"，并能够根据患者所选答案智能追问，直至能够明晰就诊科室或专家。这是门诊管理者对智能导诊软件的基本要求。这还需要 AI 可以将患者自然语言转变为规范的医学术语，并提炼出患者主诉，包含症状以及症状所在的部位等信息，并推荐对应的科室。

（二）智能追问患者症状

AI 接收到患者初步症状后，如果疾病明确或者症状典型，将会直接推荐就诊的科室或医生。如果存在多歧义的症状，需要进行多轮追问。围绕着患者的主诉，通过多次追问，进一步了解患者信息，从而更好地为患者推荐就诊的科室、医生。比如，患者选择了"腹部"，系统就会调出腹部的常见主要症状，如腹痛、腹胀、腹泻、便秘等让患者选择，如果选择"腹痛"，继续细分选择腹部压痛、右上腹疼痛、右下腹疼痛、下腹坠痛等多种情况。这种追问，一般包含两个维度信息，一是患者的基础信息包括年龄、性别、孕产时间等；二是关于准确症状的追问，包含症状所在的部位、主诉症状的伴随症状、症状致因、症状持续时间等信息，判断潜在的疾病可能性后，推荐就诊

的科室。

（三）智能科室推荐的复杂性

AI的核心在于数据。通过对分诊大数据、医学句子、医学文本、疾病诊断的学习和训练，搭建导诊核心的科室推荐模型，为了保证相关数据的高质量以及准确性，可通过三甲医院医生进行双重的审核与校对，来提升数据质量。

随着医学科技发展，医院分科越来越细，学科发展也不平衡，每家医院科室设置远远超过传统二级学科的数量，越来越多的三级、四级学科，甚至某个专门疾病也独立成科。每家医院的科室设置都不相同，所以，智能导诊系统还必须针对每家医院进行个性化、"本土化"改造。这须从匹配规则改起，工作量很大。另外也客观存在着某一种疾病多个科室都可以诊治的情况，同时疾病本身不同的治疗方式选择的科室也不同，如中医治疗还是西医治疗，内科治疗还是外科治疗等，这些都加剧了智能导诊的复杂性，降低了患者和各科室使用的体验满意度，不经过长时间与医院的磨合、改进，市场上的智能导诊软件系统很难在各大医院真正落地。

另一方面，从实际应用来说，智能导诊不一定要求导诊到疾病，只需导诊到科室即可，但是，有一点却要求必须做到，就是能够准确识别急性病症。否则，一旦因为导诊不准，延误患者治疗，造成重大生命健康损失就影响重大。比如，患者主诉"转移性右下腹持续疼痛"，系统需要作出判断这是急性阑尾炎的典型症状，需要引导患者去急诊普外科就诊。假如系统导诊到消化科门诊，患者再不以为意，预约了后面几天看诊，那一旦造成阑尾穿孔，甚至腹膜炎，就给患者带来巨大的痛苦和生命安全风险。

（四）智能医生推荐

导诊系统除了智能推荐科室以外，还支持智能推荐医生。

推荐医生的基础首先是医生画像的分析，需要基于医生的简介、医生所在的科室、医生擅长的疾病等信息。患者的主诉如果包含了医生擅长的疾病，则优先推荐此类医生。其次，考虑医生的诊疗范围，如儿科医生，需细分到擅长消化、呼吸或内分泌等领域，从而在为患者推荐医生的时候更精准。最后在医生的推荐顺序中，职称高低、号源有无等因素也需综合考虑。

智能医生推荐最困难的还不在于技术问题，而是在于专家选择和排序。对于大医院优势学科来说，同一科室专家众多；擅长同一疾病领域的专家也有多位，如何推荐、如何排序呢？没有医院领导和科主任的主动参与甚至主导，不可能完美地完成此工作。

（五）智能导诊系统关键知识库

以上内容都是患者可以直观感受到的环节，在患者感受不到的智能导诊系统后台，还有 2 个关键知识库在发挥作用。

1. 语言转换知识库 从自然语言到医学术语。每个行业都有自己的专业术语，专业术语具有单义性、系统性、简明性、国际性、形象性等特点，所以是一个行业内人员的通用语言，医学也是如此。医生必须使用专业术语规范书写病史。但是，患者并不掌握这些。为了患者更好理解，面向患者的智能导诊前端一般都使用自然语言。智能导诊系统就需要把患者输入的口语、自然语言转化为规范的医学术语。比如"拉肚子""闹肚子""拉稀粑粑"后台统一转变成"腹泻"。这个知识库数据非常庞大，需要不断去收集和完善。但是，这个知识库的应用非常广泛，不仅智能导诊能用，许多面向患者的医疗服务系统都需要使用，如预问诊、医院智能导航、互联网医院等都需要。

2. 医学知识库 医疗数据化的基石。医学知识库准确说更应该叫医学知识图谱库，就是运用计算机语言将各种医学知识、概念、名词等，按照彼此的医学关系建立起来的图谱的集合。这个知识库应包含当下各种临床指南、临床路径、药品说明书、医学书籍和医学文献等医学资源中的所有知识点以及各种医学逻辑关系。医学知识图谱库的建设难度非常大，而且随着科室的细分、疾病的更新，知识库的内容需要不断调整和更新。图 2-1 是二甲双胍这一药品的部分图谱（摘自《医学知识图谱的价值与应用场景》，浙江数字医疗卫生技术研究院）。

医学知识图谱库几乎是所有网络医疗及相关行为的工作基础，智能导诊、预问诊、互联网医院等都需要基于此之上来进行。

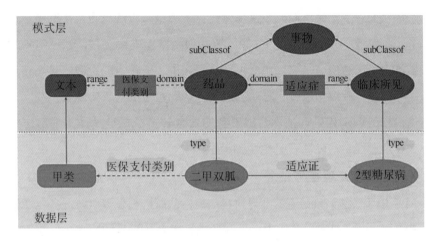

图 2-1 二甲双胍知识图谱

智能导诊系统对医学知识图谱库的使用相对浅显。只需根据患者主诉匹配相应就诊科室或医生，一般较少涉及用药等内容。当知识库无法找到相应的科室或专家时，会自动将患者导向医院开设的疑难病多学科团队（multidisciplinary team，MDT）门诊。

当下，随着线上诊疗与服务需求的不断增加，患者对智能导诊的需要和要求也越来越多，不仅要求导诊准确、迅速，要求过程简洁流畅，而且要求能够自动采集、分析患者上传的病历数据并快速给出对应就诊科室等。这些都需要门诊管理者和医疗信息技术开发者付出更多的努力。

二、 智能预问诊的基本规则和关键节点

医院门诊繁忙，在患者就诊过程中，诊前等候时间长，疲于奔波检查，病情了解较少；医生接诊时间短，大量重复性问诊，现场沟通费时费力，造成门诊效率低下。如果能够利用诊前的时间，预先采集患者病情信息，完成初诊所需的问诊过程，提高门诊接诊效率和门诊病历质量，是医院、医生、患者各方都期待的事情。智能预问诊就是顺应这一需求产生的，它是基于医疗人工智能、自然语言处理、医学知识图谱库等核心技术研发的智能系统。

　　智能预问诊的工作流程大多这样设计：基于患者直观感受，在选择不适症状基础上，医疗 AI 以结构化的问题，智能模拟医生问诊过程，通过问答的模式，智能采集患者病情信息，包括主诉、现病史、既往史、过敏史、婚育史、个人史等信息，并根据患者回复动态追问，帮助医生深入了解患者情况。通过对自然语言的识别和处理技术，把患者的语言转换成标准术语，并推送给医生。在这个过程中，有以下 4 点需要特别注意。

（一）智能处理挂号信息

　　AI 引擎可智能识别患者的挂号科室信息，从而推荐患者可能的多发症状方便患者点选，降低患者操作成本。同时考虑到患者挂错号的情况，引擎还会根据患者主诉推断出适合患者病情的科室，并进行适时的提醒，进一步为患者推荐与其病情相关联的科室或医生，能够为患者提供高效的医疗服务，提高患者的就诊满意度，实现医疗资源的合理化利用。

（二）口语化主诉智能识别

　　医疗 AI 算法支持智能理解患者口语化描述，对于具体问诊意图，可抽取出主诉中的阳性标准症状，方便后续进一步个性化追问病情信息；同时可智能识别检验、检查、用药、手术等其他意图，进一步智能追问。

（三）个性化病情梳理

　　预问诊系统基于循证医学的原则，建立强大问诊知识图谱，通过一问一答的对话形式进一步收集更详细的病情，比如针对"耳鸣"来收集耳鸣频次、持续时间等信息。同时根据患者自身情况（如是否为女性患者）、患者回答内容（如有无伴随症状）等进行个性化动态追问。

（四）自动生成规范报告

　　系统根据收集到的症状/疾病结构化信息，遵循国家门诊电子病历书写规范，自动生成包含主诉、现病史、既往史、个人史、家族史等内容的诊前报告，为医生接诊提供重要参考。

　　通过问答的形式，由医疗 AI 模拟初诊问诊过程，在患者进入诊室这个物理空间之前，就采集到了初诊患者所需询问的主诉、既往史、现病史情况，根据回答内容形成标准化、结构化的电子病历，供医生参考使用，有助于医生提前知晓病情，减少重复性提问，提高线下接诊的效率。

第二节　应用场景及应用效果

一、 场景一：智能导诊

面向门诊就医人群"知症不知病""知病不知科""找不对医生"的困惑和诉求，在预约挂号前进行门诊智能分诊导诊，帮助患者准确挂号就诊。

"腋下出现肿块好几天，不痛不痒，一直不知道该看哪个科找哪个专家。通过手机上这个'AI智能导诊'，简单选择部位和症状，几个一问一答，就知道自己可能需要至乳腺科就诊，还直接一键挂上专家号。真是太方便了！"使用"AI智能导诊"、享受精准高效就医服务的张女士赞不绝口。

HPV感染，该挂什么号？该做什么检查？买了一些外用药，不知道该如何使用？有哪些用药禁忌？这项检查化验需要在何时进行，需不需要提前准备……"知症不知病""知病不知科"是一种新型的"看病难"，很多患者在挂号时无从选择，挂错了号、找错了科室的现象比比皆是；拿完药或是要做检查时，又折返去找医生反复咨询，影响其他患者正常就诊秩序。

随着现代医学的学科设置越来越细，以病症为基础设置医疗专业，也是全球趋势。以复旦大学附属妇产科医院为例，在妇产科这个二级学科下，根据患者症状部位的不同，妇科还可以细分为普通妇科、妇科肿瘤、生殖内分泌、宫颈疾病等多个专业。这可以为相关疾病患者提供精准的医疗服务。但很多初次就诊的患者，因为缺乏医学常识，往往会"挂错号""找错专家"。

"AI智能导诊"有效解决了这一难题。整个智能分诊过程是基于AI人工智能技术，通过模拟诊前咨询流程，引导患者对病症描述和理解。

患者在预约挂号时，由于缺乏专业知识难以准确地选择出适合自己病情的科室；在患者预约挂号的过程中，由于对科室中的医生擅长领域及医生资历不够了解，难以选择出最适合自己的医生，针对这些现象，利用人工智能、移动互联网等技术，建设门诊智能分诊导诊系统并前置整合对接于门诊预约系统，作为"精准预约"前置应用场景，以可视化部位及症状选择，结构化智能症状问答或分析病史信息等方式，精准识别患者病情，智能匹配挂号科室或专家，为患者门诊预约就医推荐最优方案，帮助患者精准就医。

（一）患者操作流程

1. 注册登录 主要为患者提供注册与登录功能，患者使用该系统前首先需要填写个人信息，进行实名认证后，在智能导诊系统中注册账号并绑定就诊卡，注册完成后凭借账号密码进行登录，登录成功后可正常使用系统。

2. 智能科室分诊 主要为患者提供科室分诊的功能，患者可以在可视化视图中选择身体部位来详细查询自己的症状并可以选择多个症状，系统将会为患者推荐合适的科室。

该模块的功能主要包括症状录入、症状查询和科室推荐功能。

（1）症状录入功能：患者选择自身的主要不适症状录入系统中。

（2）症状查询功能：智能导诊系统在后台数据库中查询到患者录入的症状的详细信息。

（3）科室推荐功能：系统结合知识库，利用智能科室分诊算法功能将科室分诊结果反馈给患者。

3. 专家医生推荐模块 主要为患者推荐专家医生，患者在确定所属科室后，系统通过匹配医生职称、学历、擅长领域等信息，运用医生推荐算法为患者推荐合适的医生，并为患者展示医生的专家介绍等相关内容。

该模块主要包括科室确认和医生推荐两大功能。

（1）科室确认功能：患者对所选推荐科室进行确认。

（2）医生推荐功能：智能导诊系统在患者所选科室中进行医生的推荐，并将推荐结果及相关信息反馈给患者。

患者向智能导诊系统发送科室信息，智能导诊系统向数据库查询科室中的医生信息，数据库向智能导诊系统返回科室医生信息，智能导诊系统进行医生推荐，并将推荐的医生结果及相关信息返回给患者。

4. 预约挂号模块　主要为患者提供预约挂号的功能。患者能够根据系统所推荐的科室及医生，或手动查询医生的简介，查看科室及医生的剩余号源等相关信息，并可以选择科室及医生进行预约挂号。

（二）实际应用效果

已有相关实证研究表明，智能导诊系统的导诊正确率较高，患者的文化程度和年龄是影响导诊正确率的重要因素。患者的文化程度越高，使用智能导诊系统的正确率越高。年龄与文化程度是影响导诊所用时间的重要影响因素。年龄与导诊时间正相关，即年龄越大导诊时间越长。患者文化水平与智能导诊所用时间呈负相关，即文化程度越高，导诊所用时间越短。

智能导诊系统操作简单易行，能同时服务多个患者。在线导诊还突破时空限制，大大提升服务效率。线下智能导诊系统也在一定程度上弥补了导诊人员的空缺，提高了挂号的正确率，避免了因为挂错号而耽误时间延误病情，提高了患者的就医体验度。另外，人工导诊的特点是没有统一标准，会受导诊工作人员的工作经历、学历及其他主观因素影响，而智能导诊系统的导诊模式是标准化的，每个症状是与固定的科室相链接的，随着症状词条地不断完善，导诊的正确率会不断提升。

尽管智能导诊服务的投入使用在提高患者就诊效率方面取得了不错的效果，但从更高要求看，仍然存在一些问题。首先，未从本质上解决患者与医院之间信息不对称问题。目前大部分智能导诊服务系统的预约模式需要患者按照科室划分或疾病名称等方式去寻找就诊医生，而随着我国医疗体系的不断完善，许多大型医院针对不同疾病的科室划分趋于细致化、专业化，且不同医院的科室名称存在差异化，由于没有"本土化""个性化"的知识库，大多数医院智能导诊系统上线即遭遇瓶颈。其次，医疗资源供需失衡的问题没有得到解决，反而有加剧趋势。患者出于求快求好的心理容易盲目选择权威专家。一些病情较轻或者初次就诊的患者也要求挂专家号。有的患者宁愿多花几天时间等待专家号预约，也不愿意预约一些较低职称的医生。而智能导诊系统虽然首选按照专家专长推荐医生，但是同一专长的医生多按职称排序。这让更多患者更轻松了解专家的同时，也加剧了对热门专家的需求，有可能加重了原本就存在的医疗资源供需失衡问题。

所以，智能导诊系统是一个可以让患者、医生、医院各方受益的理想导诊模式。但是，要真正落地，广泛推行，还需要解决不少问题。在这其中，尤其需要医院和临床医生的主动参与。从构建规范统一的医学知识图谱库到设计实现针对特定疾病的智能导诊系统，都需要权威的医学知识和丰富的临床经验作支撑。现阶段，临床医生往往由于工作繁忙，难以投入大量时间与精力参与相关研究。同时不同医院有不同的学科特色，仅靠一家之力难以完成此项系统工程，需要行业主管部门牵头，统筹资源成立跨领域协作组织，积极成立协同创新中心，并完善激励政策，从而推动智能导诊系统的真正落地使用。

二、 场景二：智能预问诊

针对患者"排队 2 小时，看病 2 分钟"的现实问题，在预约挂号前后进行智能预问诊，能够提高诊疗效率。

目前，患者就诊过程中仍存在诊前等候时间长、医生接诊时间短的现象。一方面是因为就诊患者人数较多，另一方面是因为医生在有限接诊时间内，需要花费一部分时间书写门诊病历。因此，在诊前候诊阶段，有条件的医院可以利用患者来院后的诊前等待时间，引导患者利用智能预问诊服务系统问答病情症状等相关问题，形成患者主诉并传输到医院信息系统中；通过结合患者在线上平台智能导诊相关信息，形成预问诊病史资料，供医生便捷查看、了解患者病情。进一步帮助医生提前了解患者情况，实现快速采集病史信息。

从方便患者和医生的双重视角出发，优化就医流程，一方面有效利用患者诊前等待时间，另一方面进一步释放医生问诊时间，节省医生病历书写时间，帮助医生快速准确判断病情，提高诊疗效率与质量，加强患者信息互联共享，提升医疗服务智慧化水平。

以复旦大学附属妇产科医院为例，在患者成功预约到正确的科室号源后，为缓解线下门诊诊前等候时间长、医生接诊时间短的现状，该院在官方微信公众平台引入了智能预问诊系统，在患者预约成功后推送信息，或在患者进入候诊区后扫描二维码，利用结构化问题，引导患者问答病情症状，形成患者主诉，并传输到医院信息系统中，帮助医生提前快速采集病史。因为在进入诊室前有了"提前预热"，在接下来珍贵的几分钟时间里，医患之间的沟通便顺畅了很多，医生可以问一些更有针对性的问题，患者也会减少对医生的埋怨，不会认为病症都没问清楚就下诊断了。

（一）操作流程

1. 患者端

（1）线上平台：智能导诊过程中，先由 AI 机器人预问诊，提前收集病情资料。

（2）实体门诊：患者可在线上挂号后追加预问诊，或线下到达各科室的候诊区后扫码进行预问诊。进入智能预问诊交互页面后，通过 AI 模拟医生的问诊思维，向患者提问，让患者回答问题，最终可根据问答内容形成标准化、结构化的预问诊报告，并发送给医生。同时，患者可以自行查看历史预问诊记录并进行修改，有效收集更多病症信息，防止遗漏病情信息的收集。患者可以提前描述自己的病情信息，发送给医生。医生端可同步查阅患者电子病历，有效提升门诊效率。

2. 医生端

（1）查看及导入预问诊信息：医生可在该患者的门诊病历书写界面查看到预问诊信息，选择并查看已结构化的预问诊病历信息，包括主诉、现病史、既往史、个人史、药物过敏史、月经婚育史等，并有选择地将信息同步导入电子病历。由于患者个人主诉可能存在口语化的现象，医生可以在导入后进行修改编辑。同时，医生也可根据患者预问诊的内容进行更有针对性、更全面的问诊。

（2）AI 智能辅助诊断：医生可以在预问诊界面查看到患者与 AI 医生的对话原始记录，并且可以查看到后台知识库智能构建的疾病知识图谱，包括由患者目前症状推断出的相关疾病，以及这些鉴别诊断之间需要排除和确认的症状。

（二）实际应用效果

智能预问诊打破了时间和空间的限制，有效利用患者诊前等待时间，使患者在任何地点均能获得专业的初诊问诊，弥补了常规就诊过程中就诊时间短的不足，节约了患者大量的就医时间成本；另一方面节省医生病历书写时间，增加医生和患者互动时间，提高诊疗效率与质量。据统计，一名医生原输入一份病史约 5 分钟，有了智能预问诊的病史信息以后，缩短到 1.5 分钟，达到了"病情先预知，问诊更全面，病史更省时"的应用实效。

　　智能预问诊的大规模推广使用主要有两个难点。一是在预问诊过程中，患者常常无法准确描述病情，所述症状大概率会不全面，因此如何引导患者回忆症状，向哪种疾病方向进行症状追问将是保证信息收集全面性的关键；另外一方面，智能预问诊人文关怀稍显欠缺，无法做到"有时去治愈，常常去帮助，总是去安慰"，患者面对机器人医生和面对真实的医生时的心理状态有所不同，可能影响患者的使用意愿。

（黄健　李臣）

复旦大学附属肿瘤医院

复旦大学附属眼耳鼻喉科医院

复旦大学附属妇产科医院

复旦大学附属儿科医院

扫一扫，了解更多操作细节与技巧

第三章 预约就诊

2009 年，国家卫生部发布了《关于在公立医院施行预约诊疗服务工作的意见》，国内各家公立医院，尤其是三级医院正式开始预约诊疗工作。经过十几年的发展，预约诊疗从内容到形式到数量都有了巨大的飞跃。从最开始的仅专家门诊开放预约到普通门诊、专病门诊、特需门诊所有类型都开展预约，从仅部分号源开放到所有号源 100％接受预约，从仅区分上下午两个时段到精准到分钟的预约；从电话预约、现场预约发展到公众号预约、APP 预约、诊间预约等十余种途径。当然，患者预约就诊的人数也大幅增长。以复旦大学附属中山医院（简称中山医院）为例，2021 年门诊人次 491 万，预约挂号就接近了250 万人次。这还不包括当日预约。可以说，预约就诊已经成为大多数患者的就医新习惯。

2019 年 1 月《国务院办公厅关于加强三级公立医院绩效考核工作的意见》发布，预约诊疗工作被纳入公立医院绩效考核，成为 55 个核心指标之一，要求三级医院预约诊疗率要达到 50％以上。当然，这个预约诊疗指标不仅包括预约挂号，还包括了预约检查。

服务无止境。我们在追求预约量的同时，也在追求预约品质的不断提升。2021 年 6 月，上海市卫生健康委员会、上海市医疗保障局、上海市财政局等七部门联合发布了《上海市"便捷就医服务"数字化转型工作方案》，方案框架包括有七大应用场景，第一大场景就是精准预约，要求"提升预约精度，优化号源时段至 1 小时以内"，后来又进一步缩短到 30 分钟。实际上各大医院在这项工作上更加自觉和主动，不少医院的号源时段划分已经精准到每一个号源，甚至已经开始了以疾病为纽带的医患精准匹配的更高层次的精准预约，并且创建了预约诊疗服务生态。

可以说，预约就诊已经并还将深刻地改变患者看病模式和医院管理思维。对患者来说，预约就诊让患者更少等待，更加便捷、高效就诊的同时也进一步规范了患者的行为。各家医院都实行实名预约，同时对爽约、频繁取消预约等行为进行了限制。患者按照预约时间到达医院，无须为了抢号提前排队，使得以前特别陡峭的挂号人次曲线得以削峰填谷，变得相对均滑，这样门诊空间、设施相对宽裕，确保了较好的就诊体验。对医院管理来说，最根本是优化了门诊空间使用，扩容了医疗服务能力，提高了诊疗效率。通过大数据精准测算，可以实现根据不同科室特点、不同出诊人数、不同专家看诊习惯的个性化的分时段预约，所有门诊所有号源开放预约也就相当于设定了门诊总人次，管理者得以通过不断精准化分时段预约尽可能增加号源。例如，某专家出门诊那天恰好有其他安排，如会议等，会议时间只有 60 分钟，时间部分冲突，以前只能把专家整个半天门诊进行停诊，那现在就只要关闭会议时段的预约，其余时段照常进行即可。

预约就诊的理想场景是什么样？要从医患两方面来说，从患者来说，应该是按照患者的时间节奏约到擅长看自己疾病的医生，如约而来不等待直接看医生。从医生或者医院方面来说，就是医生在自己的出诊时间看足自己研究专长的疾病患者，当然也不能让医生等待患者。这样理想的场景到目前还没有哪家医院完全实现，但是，所有门诊管理者都在为这个目标努力。

第一节　精细化号源系统设计

众所周知，到医院看病要挂号，这个"号"就是一个让医生看病的资格。预约就诊就是通过一定的规则提前预定一个"号"，一个让医生看诊的名额。一家医院医生人数相对固定，看病时间相对固定，理论上一家医院每天能够接诊的患者总数也基本固定。因此这个"号"也是医院的重要资源，对于某些热门专家的号，那还是稀缺资源。所以，号源就是"号"资源。门诊管理者的重要职责之一就是对号源的管理，努力实现号源的高效、精准使用。对于三甲医院来说，每天号源总量都有上万甚至数万个，要管理好，就必须建设数字化的统一号源系统，这是开展预约就诊的基础条件。

号源管理作为门诊管理的核心内容，涉及患者、医生和门诊管理者多方人员，工作涉及面更广，比如说与排班系统相联通，则可根据出诊医生数自动调节号源数量；与人事管理系统相联通，则专家请假后可自动联动停诊以及患者通知系统；与智能分诊叫号系统相联通，则可根据预约时间精准管理现场到检和分诊。与诊室管理系统联通，则可更加灵活地开展诊疗活动，比如专家以小时为单位的出诊安排等。号源在整个门诊组织管理中起到基础和枢纽作用。所以打造一个统一的智能化号源系统至关重要。接下来，我们就讲述建设一个信息化号源系统的最核心的内容和规则。

一、 科室资源和门诊资源的设定

谈及号源系统的核心，可能大家第一时间想到的就是一个一个的号源，但这其实是号源系统最终的展现面，背后需要大量的基础数据作为支撑，精细化的号源首先需要精细化的科室及资源类型设定，例如，要建立心内科普通门诊和心律失常专病门诊的预约号源池，我们需要先建立一个科室资源层级，那就是心内科，然后在心内科这一科室资源层级下，再建立一个名为"心内科门诊"的普通门诊类型的层级和一个名为"心律失常门诊"的专病门诊类型的层级，同时在此资源设定过程中，还需要设定其对应的号源生成周期（最长预约周期）、门诊介绍、挂号费用、医生头像图片等信息，这是精细化号源的第一步，也是最为基础的一步。在精细化号源系统设计过程中，一定要将科室资源、门诊资源设定等基础数据维护功能尽可能做全，这样在后续日常对外信息展现的时候，能精细化做到各渠道的信息实时同步更新。

二、 号源模板设置及生成

这是最核心的内容，就是一个一个的号源是怎样产生的。理论上在一个出诊时间中，一般是半天4个小时，医生希望工作量充足，没有因等待而浪费的时间；患者希望约到想约的号，还得少等待。这就是号源设置的基本要求。门诊管理者要让每一个号源都尽可能满足医患双方这样的要求，实现完美匹配，并不容易，必须从多个细节考虑。

（一）预约起止时段的划分

各家医院对于门诊的起止时间都会有不同，再进一步看，每个专家有时对于开诊时间的要求也会有所不同，因此需要在号源系统设计过程中，充分考虑到这一个性化的需求，支持对每个不同的门诊资源设置个性化的预约起止时间以便符合实际的门诊情况，这样才能让预约患者尽可能减少等候时间。

（二）号源间隔时段划分

传统的号源时段划分是一个固定的时间段概念，就是在某个固定时间段内能够接诊的患者人数，比如30分钟3个号。但是，大数据时代，已经让我们可以按照每个门诊的实际情况来精细化划分时间段。以消化科某专家的专家门诊号源设置为例，我们可以统计该专家一段时间内如一个月所有专家门诊的实际接诊时间和总的接诊人次（每次门诊最后一个患者的病史打印时间减去接诊第一个患者的时间，即该次门诊的实际接诊时间，以分钟为单位）。总接诊时长/接诊人次＝该专家平均一个患者接诊时间。假如算下来这个专家的平均接诊时间是8分钟，那第1号就是8：00，第2号就是8：08。当然，疾病难易程度不同，具体看一个患者的时间不一定就是8分钟，可能比这个时间长，也可能短，但无疑按照这个时间来，患者等待时间最短。为了保证医生这边不"断流"，一般预约短信上会要求患者在预约时间点之前到达。当然，具体到某个专家的号源时间间隔设置上，还应该参照以下因素。

1. 科室平均接诊时长　学科特点不同，医院科室之间单个患者平均接诊时长差别比较大。比如口腔科接诊时长要15分钟，而皮肤科只有6分钟。我们在设置专家号源时可以参照该科室平均接诊时长。当然，理论上专家门诊患者的疾病难度要比普通门诊高，接诊所用的时间也比普通门诊略长一些。

2. 该科室所有专家平均接诊时长 专家的性格、思维方式不同，也会影响到每个专家的接诊效率。该科室所有专家的平均接诊时长就是一个重要参照。同时为了确保基本工作量，有些医院也会规定一次专家门诊最低号源数量，如不得少于 10 个号等。

3. 患者感受 患者来院目的不同，要求也不同。慢病患者复诊配药肯定希望时间越短越好，各科便民门诊的号源间隔时间应分科分门诊类型单独测算，并严格按照测算数值设置。如果是以诊疗为主的患者，肯定希望医患沟通过程要充分，对于实际接诊量过多的医生，可在测算基础上适当增加 1~2 分钟。

4. 专家个性化需求 专家门诊号源设置最好征求每个专家的个人意见。会发现一些设置之前没有想到的细节。比如在总号源数量不变的情况下，有不少专家希望在刚开诊的 2 个小时内多放几个号源，而在后半段少放一些，因为刚开始接诊精神、体力充足，思路清晰，反应快，接诊效率更高。这样在一个专家门诊时间里，每个号源的间隔时间也会不同。还有的专家提出来，希望提前开诊以满足更多患者需求，那我们的预约就不能从 8 点开始，而是 7 点半就开始了，因为这个时间点其他门诊辅助人员都已正常到岗。

5. 不限号的处理 上海各大医院普通门诊基本都不限号，而是采用限定时间，患者只要在下午 4 点半以前（有的医院是 4 点）到达挂号窗口，都必须保证挂到号并确保当天可就诊。这与预约就诊理念部分冲突，在实际处理中却必须兼顾。普通门诊出诊医生多，号源总量多，患者一般均可轻松约到。假如预约号源用完，大部分患者会选择预约次日，一般不会到医院现场来。我们在号源设置中还必须考虑一种情况：患者在医院停止挂号时间之前、未预约到了医院，而当日预约号源已满，普通门诊如何保证这类患者的就医需求呢？一般可从最后一个预约号后增加足量现场号。这类患者往往等待时间比较久，医生也经常因为这样的情况而加班。

（三）号源属性及号源数量设定

精细化的号源系统不仅需要时间片段设置的精细化测算，还需要对普通预约号、针对特定渠道预约号（如精准预约、诊间预约、出院随访预约）或者现场号等号源属性的精细化管理，以及单个时间片段中的号量进行精细化设定等。尤其对于普通门诊，单个时间片中，应当根据每天出诊医生数量，动态变化开放号源数量，这样才能真正做到精准的分时段预约。

（四）号源的个性化生成

号源生成的周期可根据每个门诊资源设置中的号源生成周期（最长预约周期）以及模板的类型是临时还是长期、多周循环还是单周循环等因素进行个性化生成，这样可以满足各类门诊的实际需要。

三、 便捷的停诊、补诊、改约操作

任何的预约服务都会碰到停诊、补诊、改约这些常规需求，一个精细化的号源系统在设计过程中，一定要考虑到这些常规操作的便捷性，如一键补诊改约，一键停诊短信通知等，这样才能让号源的精细化管理和服务做到实处。

四、 各预约渠道的独立管理功能

对于各预约渠道，不同门诊类型的预约周期、不同门诊资源的预约最大量等内容需要有独立的管理界面，这样可以针对每个预约途径的自身特点，制订合理的预约规则，让患者可以通过不同途径预约到所需的号源。

五、 精细化的预约信息推送

这是最容易被忽视的环节，精细化的号源设置，意味着预约模式的多样性。患者如果搞不明白使用规则就背离了设计的初衷，因此需要设置个性化短信模板的推送和管理功能模块，通过系统设置自动发送各类门诊类型、门诊资源、预约时间、就诊地址的预约短信，让精细化的号源系统贯穿始终，让患者可以精确掌握就诊信息：时间、地点、挂号名称及注意事项等。

一个功能完备、精准高效的号源系统需要在长期实践中一点一点升级和完善，更多细节的功能和设计比如假期管理等在这里不能一一介绍。有了这样一个号源系统，接下来，我们就希望有更多的患者通过不同渠道进行更多的预约，同时又要严厉打击黄牛号源，努力保证每一个号源都被公平、高效地使用。

第二节　预约管理基本原则和主要规则

我们需要首先明确开展预约诊疗服务的目的，才能制订合理的预约管理的基本原则和规则。2009年国家卫生部开始在全国推行预约诊疗服务时就明确讲明，是"为了有针对性地解决群众反映突出的'看病难'问题，改善医院系统服务功能，方便群众就医。"因此，预约管理的原则和规则首先需从便民入手，让尽可能多的民众能方便快捷地预约和便捷就诊。但是与预约诊疗服务几乎是伴生的，还有令所有门诊管理者都头痛的新问题——"黄牛号贩"与"爽约"。这也一直是门诊管理者重点关注并千方百计要解决的问题，当然必须纳入预约管理基本原则和主要规则的考量范围内。

一、基于预约基本要素的管理原则和主要规则

每一次预约，医院系统后台都会保存下许多的数据，其中有些是必须的，如患者姓名、证件类型、证件号、手机号、预约的门诊名称、预约就诊的日期与时间、预约申请的日期与时间、预约取消的日期与时间等，这些信息可以说是目前医院开展预约服务中最基本的预约要素，有些医院甚至还需要记录患者出生年月日、患者性别、患者就诊卡号、预约申请人的信息、预约取消人的信息、预约来源或预约途径等。既然医院的数据后台有如此丰富的预约基础数据，我们就可以从此入手，做好管理与规则设计。

（一）患者信息的实名认证

实名认证是实名预约、实名就诊的基本前提，同时也是确保公平、便捷就

医的必要举措。它不仅能确保患者在预约过程中的信息正确，减少因为个人填写错误导致的预约失效，以及由此产生的患者无效奔波和宝贵医疗资源的浪费，另外非常重要的一点就是通过有效的实名认证，可以在一定程度上遏制"网络黄牛"通过填写虚假信息进行预约进而非法牟利的行为。此外，患者信息的实名认证还可与注册的账号和手机号进行相关联，普通民众能快速通过手机号和账号快速预约，减少身份信息的反复填写和认证。当然，具体实践中，各家医院采用的实名认证方式有很多，有的通过绑定银行卡借助银行信息进行认证，也有的通过本人电子医保卡进行认证等。需要指出的是，单纯让使用者填写身份证号码和姓名的认证方式并不够严谨，因为网络黄牛要为他人预约也能取得他人的这些信息。目前上海各大医院的实名认证逻辑是：不论采取哪种方式，都需要权威第三方验证。不论是银行卡，还是电子医保卡，患者都不可能把这些重要信息透露给黄牛。

（二）预约限制

预约限制就是对患者的预约行为利用系统规则做出一定限制，以确保预约公平和号源的高效、精准使用，"黑名单"就是预约限制中的一种情况。基于预约基础元素，其实可以管理的内容还有很多。

1. 黑名单 黑名单管理可以说是预约管理中不得不面对的一个问题，如何通过一个好的规则来引导患者减少爽约、合理预约同时杜绝"网络黄牛"是需要每个管理者好好思考的。门诊管理者最常见的黑名单有两种："黄牛号贩黑名单"和"爽约名单"。前者我们一经发现并确认其为黄牛号贩，其姓名、手机号等信息即进入该名单，一旦纳入该名单，则永久不得使用预约权限。而当某一患者或者手机号在特定周期内多次预约却未如期就诊的，系统就自动将这一患者或者手机号纳入"爽约名单"，该患者在一定期限内的预约服务使用权利将受到限制。这一规则制订时建议适度宽松，对于患者的爽约行为要有一定的容忍度或弹性解决方案，毕竟患者在实际生活和就诊过程中难免会遇到许多突发事件，多数时候不是故意爽约。除了这两个名单，医院还可根据自身情况，设定一些其他的特定名单，并给予特别关注或其他举措。如异常频繁取消预约、明确认定有伤医行为等。

2. 预约数量限制　我们有时在预约管理中发现，有部分患者在后续一段时间内预约了很多号，这可能的确是该患者的真实需求，但是也有个别患者只是想着先占个号，以方便其随意哪次前来就诊，甚至有些患者希望能和医生多点时间讨论病情，预约同一个医生同一天门诊好几个号。这事实上造成了号源大量浪费，因此为了确保医疗服务的均等化，需要对这类行为进行约束。比如系统可以限定同一患者一段时间内尚未就诊的预约次数，还可以限定同一患者在同一天同一门诊只可预约一次等。除此之外，还可对同一手机号一段时间内尚未就诊的预约次数进行限制，也可针对同一手机号一段时间内可预约的患者数进行限制，以杜绝预约中的漏洞。

3. 预约人限制　有一种特殊情况，就是代为预约，子女为父母预约以及父母为年幼的孩子预约等。这一需求在生活中较为常见。医院大多采用在注册人经过实名认证的情况下，允许绑定亲情账户的方式进行。同时限定亲情账户的人数，考虑双方父母及下一代等情况，综合性医院很多都限定家庭账户不超过5人，且相当长时间不允许解除绑定。

二、 基于预约周期的管理原则和主要规则

目前各家医院对于预约周期的管理重视度相对较低，许多医院只是将预约周期一刀切的形式设定在 14 天或者 30 天。其实做好预约周期的差异化管理，对于提升预约诊疗服务的品质有很大的作用。如糖尿病、高血压病等慢病患者的随访，往往需要 1 个月左右来医院配一次药，住院手术患者也需要出院后 1 个月来手术科室随访。然而对于一些甲状腺结节、肺结节等患者，往往随访周期需要拉长到 3 个月。对于产科的新生儿，一般出院 40 天后需要随访。因此我们在号源系统设计之初，一定要考虑到差异化的预约周期问题，这样预约诊疗服务才能更加契合患者需求，更加人性化。

除了不同门诊的预约周期差异化设定，我们还可以针对不同预约渠道进行预约周期的差异化管理，针对一些特定渠道的预约，如社区转诊预约、医生诊间预约、出院随访预约、精准预约等预约渠道，可设置更远更长的预约周期，

确保此类患者能更早地预约到号源，也能事先安排好后续就诊的准备。

三、 基于具体号源的管理原则和主要规则

对于预约管理不但可以从预约的基本要素和周期两方面入手，还可以通过具体号源设置进行管理。什么是具体号源，就是对于预约，在基本要素中需要有预约的门诊名称、预约就诊的日期与时间，这些内容在预约后台系统中其实就是对应到了具体的号源。那么基于这些具体号源我们能做哪些管理呢？首先，可以限定预约的总数量，如在一些并没有推行全预约的门诊，我们可以通过具体号源的号源属性来限制可预约号源数及现场号源数，以确保现场患者能有一定的号源可挂取，尤其针对那些主要就诊人群为老年人的门诊，更需要通过这样的预约限制原则，来关注和满足老年患者的就诊权益。其次，可以通过对每个具体号源可预约渠道的设定来确保一些特定渠道的预约可及性，比如上海市卫生健康委员会对于社区转诊预约有双 50％的要求，即市、区两级医院 50％的门诊号源在预约开放前的 50％时段优先向家庭医生开放。在这种情况下就需要对具体号源进行管理以满足特定的要求。然后，还可以根据具体号源开放数量与出诊医生排班人数相关联，实现动态的开放和关闭具体号源，来实现精准的分时段预约。因此，对于具体号源的管理在很多预约诊疗细节化管理上能起到关键性的作用，我们在制订规则的时候一定要结合实际需求来达到最佳效果。

第三节　预约渠道建设及第三方预约平台管理

前面在谈及预约周期管理、具体号源管理等问题时，就反复提到了预约渠道，常见的渠道有电话预约、PC 端网页预约、现场预约、手机端微信公众号或者小程序预约、手机端 APP 预约、手机端支付宝小程序预约、医院自助机预约、医生诊间预约、住院患者出院随访预约及社区转诊预约等。建设和管理好

预约渠道，方便更多患者预约，提高号源的预约率，进而提高诊疗效率，是每个门诊管理者必须重视的内容。

因此，在预约渠道建设过程中，必须遵循两个基本原则：一是一定要结合社会民众的日常工作生活习惯，尽可能建设更多预约渠道；若因考虑建设和运维成本等因素，只能建设部分渠道的话，必须优先考虑受众面大的预约渠道，如微信公众号或者小程序预约渠道、PC端网页预约渠道等。第2个原则是必须充分考虑各类人群的实际使用情况，尽可能将预约渠道覆盖各类型人群。比如，老年人可能不太善于使用网络预约，那么电话预约、现场预约就能让老年人也轻松预约。

预约渠道众多，可能个别渠道还不是医院自身全权管理的，如社区转诊预约是与社区医生合作，不少医院还与社会的第三方预约平台（如微医等）有合作。如何才能将这些渠道管理好呢？我们必须明白，不管从哪个渠道预约，患者预约的都是医院的号源，患者的预约体验都是医院就诊体验的一部分。因此，我们必须把所有预约渠道统一管理起来。我们的实践是所有预约渠道都实行同质化管理，必须做到"三个统一"：一是面向患者的所有预约规则统一，包括号源更新时间、可预约数量等本章所讲述的各具体规则；二是操作流程原则统一，并不是说页面完全一样，而是流程设置的关键要素和原则要一致，如实名认证、号源实时获取等；三是预约结果呈现要统一，不管是哪种渠道预约，预约成功的患者都应该收到由医院发出的同一模板的短信通知。

在所有预约渠道中，有一类特殊的预约渠道，就是社会第三方预约平台，如微医、114名医导航、助医网等。第一，在全国各个省、市也都有这样的平台，各有自己的优势，如渠道充足，较多第三方预约平台均能提供如现场预约、电话预约、PC端网页预约、微信公众号或小程序预约、手机端APP预约等服务，能够满足各类患者需求。第二，这些预约平台多数可开展多家医院的预约工作，患者通过这一平台可以预约全国各大医院的号源，对患者来说更加集约高效。第三，这些第三方预约平台患者流量较大，能够为医院带来相当数量的患者，是医院扩大预约量的重要渠道之一。

但是，社会第三方预约平台管理模式、业务发展等各有不同，呈现良莠不齐的现象。所以与社会第三方预约平台合作必须要坚持预约工作的公平性、公益性，完善对第三方预约平台的准入管理和日常规范管理。第三方预约平台有很多，选择怎样的平台进行合作很关键。我们建议管理者应该订立准入标准和相应准入流程。标准至少应从4个方面考虑：公益性、合规性、安全性及影响力。公益性是指第三方预约平台必须严格按照法律规范为患者免费预约且不允许通过医院号源谋求不正当利益，这是与第三方预约平台开展合作的前提条件；合规性就是该第三方预约平台营业范围中应有医疗信息服务内容，并且相关经营许可均在有效期内；安全性主要是从保护患者隐私，以及保护患者信息安全角度出发，要求第三方预约平台必须获得"信息安全等级保护三级"相应资质；影响力则主要从带给医院收益的角度考虑，肯定要选择流量大、辐射范围广、患者信任度高、服务响应好的平台。

准入流程各家医院可根据实际情况分别制定，同时必须加强对他们的日常规范管理和考核。日常管理的关键点有两点，一是实时监管第三方预约平台是否存在使用医院号源谋求不正当利益等行为；二是平台系统是否存在信息安全漏洞，包括防范黄牛号贩方面是否存在漏洞。这二者都应该属于"一票否决"的行为，一经发现建议立即终止合作。同时建议对第三方预约平台制订统一考核标准，定期开展考核。考核内容可以包括预约的数量、质量、服务满意度等，以此督促第三方预约平台不断改进工作。

第四节　复旦大学附属中山医院号源管理系统（案例分享）

一、精细化号源管理

（一）号源模板设置

确定号源预约的起止时间，可对接诊时长进行个性化设定，减少预约患者候诊时间（图3-1）。

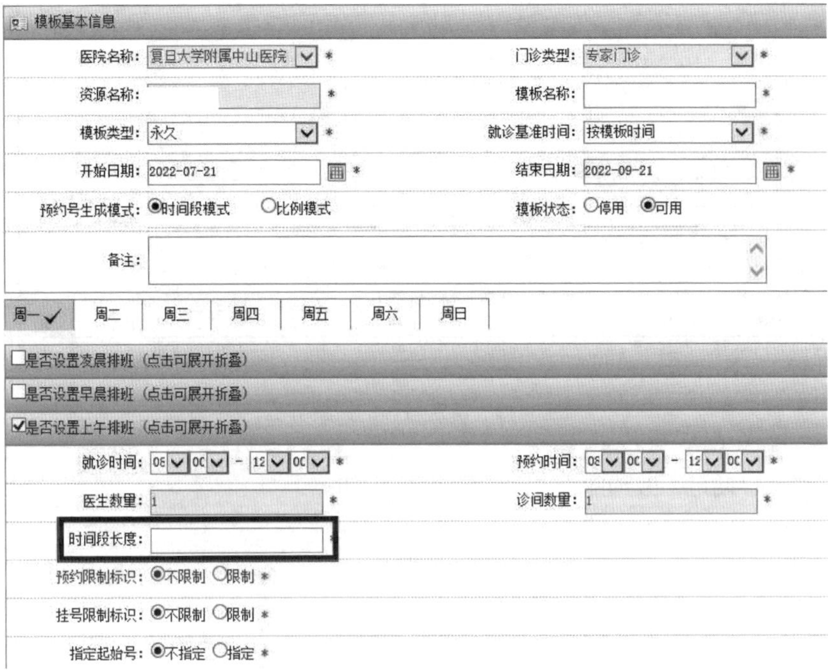

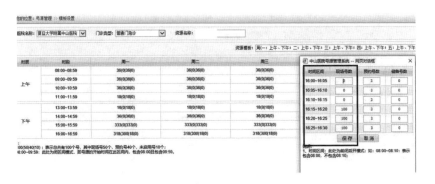

图 3-1 号源间隔时段设置界面

设置一定数量的现场号，既能满足不限号的需求，也可保障老年患者的就诊权益（图 3-2）。

图 3-2 现场号设置界面

（二）特定号源的设置

允许将一些号源优先提供给诊间预约、精准预约等渠道（图 3-3）。

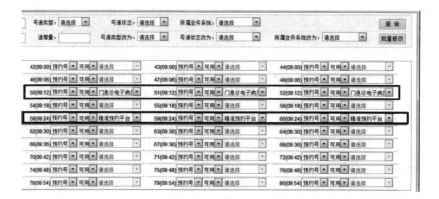

图 3-3　特定号源的设置界面

停诊、调班、改约的操作及通知（图 3-4）。

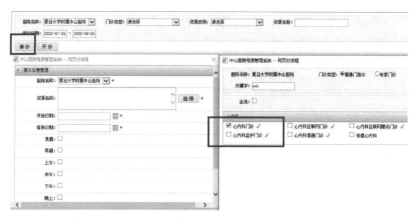

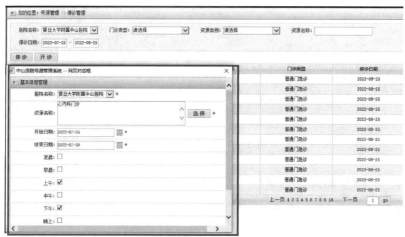

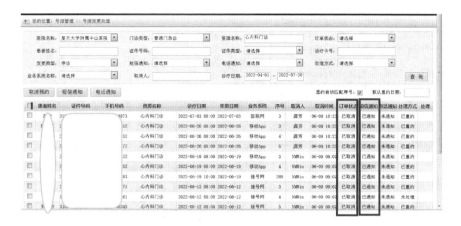

图 3-4 停诊、调班、改约的操作界面

(三) 精细化的预约短信推送

可针对每个资源每半天门诊设定特定的短信，同时短信模板全可自主编辑（图 3-5）。

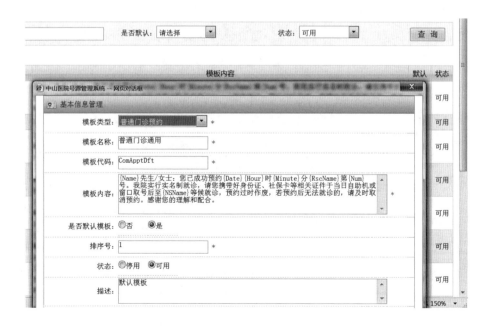

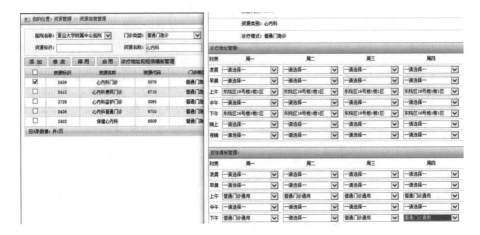

图3-5　精细化预约短信编辑及推送设定的配置界面

二、预约管理

1. 预约的基本要素　患者预约时需填写实名信息，包括证件类型、证件号、姓名、性别、年龄、手机号等，通过全流程实名制，确保预约服务万无一失（图3-6）。

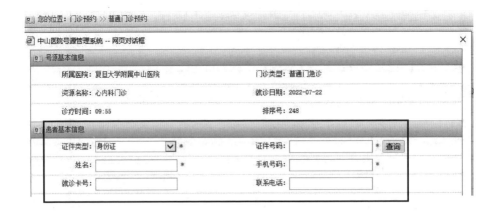

中山医院号源管理系统 -- 网页对话框

预约详细信息

所属医院：复旦大学附属中山医院　　门诊类型：普通门急诊
资源名称：心内科门诊　　诊疗日期：2022-07-21
诊疗时间：08:05　　排序号：7
申请人姓名：张　　申请时间：2022-07-18
申请业务系统：移动App
取消人姓名：　　取消时间：
取消业务系统：
是否预收费用：否　　预收费用金额：0（元）
保险公司名称：　　保险编号：
订单编号：2fdcddec-a661-401f-a354-a66f914cd845　　订单状态：已挂号
备注：

患者基本信息

证件类型：身份证　　证件号码：3421　416
姓名：张　　手机号码：186　15
生日：1954-01-04　　性别：男
就诊卡号：　　联系电话：

关闭　打印

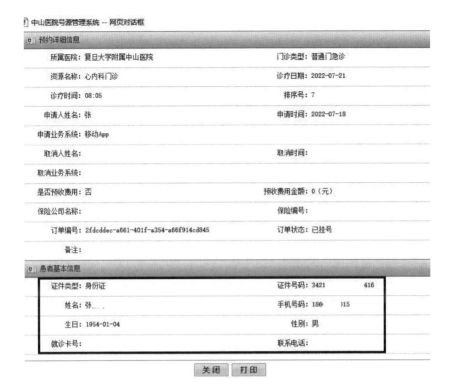

图 3－6　预约界面

2. 预约黑名单管理　对于判定为黄牛用户账号，包括手机号、证件号等，永久不得使用预约服务（图 3－7）。

您的位置：辅助管理 >> 黑名单管理

限制方式：手机号　限制信息：　限制情况：请选择　使用状态：可用

添 加　修 改　删 除

	限制原因	限制方式	限制信息	限制关联信息	开始日期	结束日期	限制范围
	黄牛用户	手机号	13　43		2021-11-24	2099-12-31	所有资源
	黄牛用户	手机号	17　82		2021-11-18	2099-12-31	所有资源
	黄牛用户	手机号	16　60		2021-12-10	2099-12-31	所有资源
	黄牛用户	手机号	15　58		2021-11-18	2099-12-31	所有资源
	黄牛用户	手机号	13　59		2022-01-10	2099-12-31	所有资源
	黄牛用户	手机号	13　81		2022-01-10	2099-12-31	所有资源
	黄牛用户	手机号	13　82		2021-12-01	2099-12-31	所有资源
	黄牛用户	手机号	13　37		2022-01-10	2099-12-31	所有资源
	黄牛用户	手机号	16　96		2021-11-18	2099-12-31	所有资源
	黄牛用户	手机号	13　14		2022-01-10	2099-12-31	所有资源

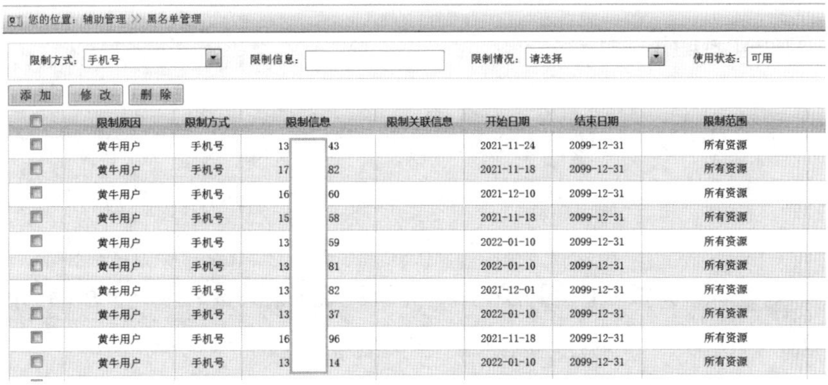

图 3－7　预约黑名单管理界面

3. 预约爽约管理 患者在特定周期内多次预约却未如期就诊的，系统就自动将这一患者证件号或者手机号纳入"爽约名单"。医院也可对特殊情况取消爽约黑名单或者放宽爽约次数（图3-8）。

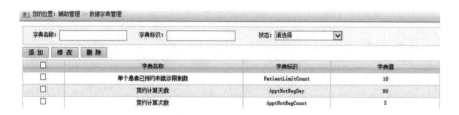

图3-8 预约爽约管理界面

4. 个性化预约周期的管理 可根据不同门诊的需要，设定每个门诊可预约的最长天数（图3-9）。

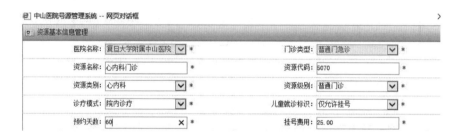

图3-9 个性化预约周期设置界面

三、 预约渠道的建设

1. 预约渠道标准管理 通过网络专线直连和标准的接口进行信息对接，实现号源的统一管理及各渠道的精细化管理，包括可预约周期、是否开放特定号源预约、是否预约限号、是否提供分时段预约等。"提供号源开始天数"一列中的"0"，意味着开放就诊当日预约，"提供号源结束天数"就是开放预约的最长时间段。例如， 21就是可以预约3周内的号源（图3-10）。

2. 预约渠道预约限号设定 为了确保各平台号源的可及性，可对各个平台的预约号源数量上限进行限定，确保号源不会被某一平台全部抢占（图3-11）。

您的位置：业务系统管理 >> 业务系统信息管理

系统名称		系统标识		状态：可用		

系统名称	系统标识	提供号源开始天数	提供号源结束天数	限号	发短信	提供挂号时间段
挂号网	951698	普通: 0; 专家: 0; 高级: 0; VI: 1	普通: 31; 专家: 21; 高级: 15; VI: 14	是	是	否
门急诊自助服务系统	202085	普通: 0; 专家: 0; 高级: 0; VI: 1	普通: 1; 专家: 1; 高级: 1; VI: 0	是	是	是
住院电子病历	2	普通: 0; 专家: 1; 高级: 1	普通: 120; 专家: 60; 高级: 60	是	是	否
门急诊挂号收费系统	293569	普通: 0; 专家: 0; 高级: 1; VI: 1	普通: 30; 专家: 21; 高级: 7; VI: 0	是	是	是
门急诊电子病历	10	普通: 0; 专家: 1; 高级: 1	普通: 120; 专家: 60; 高级: 60	是	是	否
助医网	919185	普通: 0; 专家: 0; 高级: 0; VI: 1	普通: 31; 专家: 21; 高级: 15; VI: 14	是	是	否
移动App	818990	普通: 0; 专家: 0; 高级: 0	普通: 31; 专家: 21; 高级: 15	是	是	否

图 3 - 10 预约渠道的管理界面

业务系统限号管理

属中山医院 ▾	门诊类型：普通门诊 ▾	挂号类别：请选择 ▾	挂号名称：普外科门诊

资源名称	资源代码	门诊类型	业务系统名称	限号信息
普外科门诊	5100	普通门诊	门急诊自助服务系统	早晨: 500; 上午: 500; 下午: 500
普外科门诊	5100	普通门诊	住院电子病历	上午: 500; 下午: 500
普外科门诊	5100	普通门诊	门急诊电子病历	上午: 500; 下午: 500
普外科门诊	5100	普通门诊	闵行卫计委	早晨: 300; 上午: 300; 下午: 300
普外科门诊	5100	普通门诊	徐汇卫计委	上午: 300; 下午: 300
普外科门诊	5100	普通门诊	移动App	上午: 300; 下午: 300
普外科门诊	5100	普通门诊	挂号网	上午: 300; 下午: 300
普外科门诊	5100	普通门诊	114名医导航	上午: 300; 下午: 300
普外科门诊	5100	普通门诊	助医网	上午: 300; 下午: 300

图 3 - 11 预约渠道的预约限号设定界面

（何辅成）

复旦大学附属中山医院

复旦大学附属华山医院

复旦大学附属肿瘤医院

复旦大学附属眼耳鼻喉科医院

复旦大学附属妇产科医院

复旦大学附属儿科医院

扫一扫，了解更多操作细节与技巧

第四章　便捷支付

付费，是医疗服务的辅助环节，但却是医疗活动组织的关键内容之一。它不是一个单一节点，而是散布在整个医疗服务所有环节中的前置节点。看医生，需要先挂号付费；要检查，得先付费；拿药，也得先付费……当然，少数医院曾采用后付费模式，但是，绝大多数医院仍然采用先付费再诊疗模式。正是因为在门诊服务中，所有患者都需要经过支付环节，甚至要多次进行支付，才形成了长久以来看病就医"三长一短"问题：挂号、收费、候诊队伍长，看病时间短。挂号、收费这二"长"实际上都与支付相关。

便捷支付作为改善医疗服务的重要内容，历来受到各级卫健委和医院的高度重视。 2005—2009 年，国家卫生部连续开展医院管理年活动，在改进服务流程，改善就诊环境，方便患者就医方面要求"提高挂号、收费、取药等窗口人员工作效率，缩短患者等候时间""挂号、划价、收费、取药、采血等服务窗口的数量、布局合理"。 2011 年，卫生部在全国医疗卫生系统开展"三好一满意"活动，提出推行"先诊疗、后结算"模式。 2015 年 7 月，国务院发布《关于积极推进"互联网＋"行动的指导意见》，指出要推广在线医疗卫生新模式，积极利用移动互联网提供包括划价缴费在内的便捷服务。 2017 年 12 月，国家卫计委印发《进一步改善医疗服务行动计划（2018—2020 年）的通知》，要求利用互联网技术不断优化医疗服务流程，为患者提供包括移动支付、床旁结算等便捷服务。 2021 年 6 月，上海市卫生健康委员会、上海市医疗保障局等 7 部门联合印发了《上海市"便捷就医服务"数字化转型工作方案》，提出要缓解患者就医"排队长、缴费慢"的现象，在医保便捷支付方面，进一步优化医疗付费"一件事"工作实效，加快"基于信用无感支付"新型信用就医服务体系在各级医疗机构就医服务中普及应用。明确提出预期成效：通过重塑医疗付费流程，整合业务环节，将患者付费环节数由目前至少 3 个减少到 0，实现医疗付费零排队。至此，从政策要求层面上，便捷支付可以说已经提出了终极目标，零排队零等待。

伴随着民众的呼声，政策的推进，以及医院发展的内在要求，便捷支付这么多年来一直在路上，在不断地进步。从 20 世纪 90 年代起，各大医院已经在致力于利用信息化方式解决这一难题。事实上，不少专家认为，我国医疗机构的信息化历程就是从财务管理信息化起步。医院的支付方式经历了快速而巨大的变革：从现金支付到 POS 机支付到微信支付宝扫码支付到信用无感支付；支付途径也历经窗口支付、自助机支付、手机支付等多次升级。现阶段，各种支付方式、途径在医院共存。只要患者真正了解和使用这些支付方式，我们已经完全可以实现支付零排队。

第一节　医院各类支付方式评析

每种支付方式都有特定适合的人群，只有当新的更加便捷的支付方式被所有人接纳时，旧的方式才有可能被自然淘汰。在门诊支付的历程中，曾出现过"预缴款"的模式，医院为患者建立虚拟账户，患者预存一笔钱在其中，就诊时即可从该账户中直接扣款。这一模式一度在上海的十几家医院间实现了联网，即在一家开设虚拟账户并存款，在十几家医院均可使用。它无须每次就诊携带现金，无须找零，更加便捷，因而受到不少患者喜爱。但是，随着后来微信、支付宝支付的日益普及，其支付便利性不亚于预缴款模式，而且于患者而言资金更加安全、灵活，所以预缴款模式就渐渐退出使用了。

本节将就目前各大医院现有的支付方式展开评析，主要从使用便捷性、患者依从性、财务管理等角度一一评述各自特点，以及在当下的门诊配置原则。

一、窗口支付

患者到医院，首先到人工窗口付费挂号；然后看诊，由医生为患者开具相应的检查单、处方单等；患者再到窗口缴费，完成缴费之后再检查、取药等。整个过程中绝大部分患者一次就诊至少要去挂号收费窗口 2 次。这也是最传统的就诊付费流程。至今，上海所有医院都还保留着这一收费方式，不过，窗口数量呈逐步减少趋势。

（一）使用便捷性

窗口付费对患者来说无疑是最便捷的，患者不需要做任何操作，只需要按照收费员的提示准备支付就好，尤其是当下，不仅可以现金支付，而且可以银行卡刷卡支付、微信或支付宝扫码支付。当然，正因为这一特点，它会成为部分现场患者付费的首选方式，反而易形成排队现象。

另外，随着越来越多的患者采用无现金交易方式，不少医院只在挂号收费窗口保留了现金支付。患者携带现金或银行卡，就诊过程中需要谨慎保管好自身财物。

窗口付费需要每个窗口配备收费员，这是医院人力成本的一部分。同时，现金支付需要当面清点现金，以及完成找零等动作，花费时间较长，且存在假币、残币、短缺等风险，也容易产生纠纷。

（二）患者依从性

由于窗口支付是收费人员与患者面对面服务，在服务过程中可以充分沟通确认，患者依从性很强。

但由于人工窗口数量有限，且就诊患者人数众多，在高峰时段人工收费窗口排队等候时间较长，患者易产生抱怨、厌烦等情绪。

（三）财务管理

因为有收费员现场处理解决，窗口支付发生错误的情况较少，而作为传统付费方式，在对账等财务管理上已有一套固定的会计核算流程，因此，窗口支付模式对财务管理的压力不大。

（四）门诊配置原则

当前，有部分患者尤其是老年患者依然习惯现金支付。有一段时间，我们请来院做核酸的患者仅使用自助机或网络挂号缴费，然后发现每天约有3％～5％的患者仍然只接受现金付费。另外门诊还可能有超过万元的大额支付，虽然比较少，这中间又有部分患者更愿意使用银行卡支付。所以窗口支付的形式还应该保留。

同时，我们注意到另一现象，不少医院门诊大楼楼层较多，并且在各个楼层都设置了收费窗口。但是，一般情况下，一楼和二楼收费窗口排队现象特别明显，其余楼层则相对较少。当然，不同时段规律也有不同。因此建议医院在空间充足的情况下，门诊一楼、二楼开出更多窗口，同时可以采用潮汐式排班，高峰时增派人手，过了挂号或者付费高峰，则适当减少人手。

二、　自助机支付

自助机支付就是指患者通过医院设置的相关机器自助完成门诊费用支付的方式。这也是各家医院目前广泛采用的。

（一）操作便捷性

门诊管理者在设计自助机使用流程的时候，已经本着主动服务的原则，尽可能模拟患者习惯，主动预测患者需求，加强患者引导，努力实现初次使用的患者能方便、独立地完成操作。当患者插入医保卡或者就诊卡时，系统会首先读取卡内信息，如果有当日已预约尚未支付的号源，则主动展示以供患者确认和支付。如果有当天已开具尚未支付的检验、检查、药费等，则自动跳转进入相关支付页面，方便患者支付。如果这些信息都没有，则自动跳转到挂号界面，引导患者选择科室/专家、就诊时间、支付方式等一系列步骤，并最终完成挂号付费。非预约挂号是自助机使用中最复杂的一个流程，虽有引导，但需要患者一步步选择。

从患者角度看，自助机支付对患者素质有一定要求，如患者需要知道自己该看什么科，能够使用微信、支付宝支付等。首次使用的患者往往需要认真阅读每个页面中的内容，用时偏长。但是，它具有窗口支付无可比拟的优势就是可以更加贴近患者投入更多设备。目前大医院基本做到了在每个诊区就近投放自助支付设备，患者出了诊室可以就近支付。根据公开报道，2015 年，温州医科大学附属第一医院自助缴费机就有 200 多台，还配备导医和志愿者，所以该院看不到排队现象。在一些非传统门诊诊疗区域，自助机的配备减少了患者往返，大大方便患者。如医院的病理科大多都没有设置在门诊区域，可是客观存在部分患者需要在原基础上加做项目，需补缴费用的情况。该区域配置自助机，患者就不需要专门跑到门诊来缴费，而直接就近在自助机上完成。总之虽然自助支付没有窗口那么省心，但是，有导医和志愿者的帮助，有充足的设备，患者仍然可以快捷完成支付。

（二）患者依从性

自助机操作对于首次使用者、年长患者来说有一定的困难，用时较长，所以不配备相应的导医或志愿者，有部分患者不太愿意使用自助机支付。

同时，部分医院自助机的功能不够全面，也限制了患者的使用，有的无法进行就诊卡办理业务；有的不能使用大病医保、异地医保结算等，这同样限制了部分患者使用。当然，为了避免收到假币以及找零等问题的产生，大多数医院没有开放自助机的现金支付服务。

另外，自助机支付有一个基本条件就是网络要畅通。包括自助机与医院信息系统（hospital information system，HIS）、与医保结算系统网络要畅通；如果采用微信、支付宝付费还要求患者个人手机网络或门诊场所供患者使用的公共 wifi 畅通。但是，有时候难免出现网络卡顿、故障等情况，造成患者付费不成功、重复付费等情况，给患者带来一定麻烦，影响患者就诊体验。

（三）财务管理

推行自助支付，重复付费、付费时网络卡顿、延迟等错误或故障不能完全避免。同时，因为增加了微信、支付宝等第三方支付平台，资金的安全管理、账户管理、退款管理、对账管理等均与以前现金或银行卡转账管理的成熟模式不同，需要专业的财务人员统筹谋划。上海不少医院与银行合作，建设了自动对账平台，完善相关规则，较好地解决了这一问题。

（四）门诊配置原则

虽然部分患者对于自助机支付仍存在一定疑虑，但是越来越多的患者已习惯使用这一支付模式。自助机体积小、占地面积少，具备在门诊大范围布置的条件，只要投放量足够多，流程更加优化，理论上可以有效解决患者排队的问题。

三、"互联网＋"移动支付

近10年来，伴随着智能手机的普及、互联网及通讯技术的迅速发展，基于智能手机的移动支付由于其便捷性和智能化迅速被民众广为接受，大量应用于线上、线下各类生活场景。第三方支付机构成为移动支付产品迭代优化的主要推动力量，形成了与银行等机构在支付市场上的竞争，并使得移动支付工具产生多样化的趋势。目前，微信支付、支付宝支付等互联网金融平台型支付工具已在中小额、高频化消费支付场景中建立优势地位。各大医院也顺势将其引入到门诊支付中来。由于"群众基础"较好，目前在医院的门诊移动支付端，微信、支付宝等第三方支付占据着领先的市场份额。

（一）操作便捷性

为优化支付流程、缓解堵点，医院除了在人工收费窗口、自助机引入移动支付外，患者还可以通过微信公众号、支付宝服务号等手机在线实时支付，实现线上预约、挂号、缴费、签到候诊、检查检验结果查询、满意度评价等功能一体化，在保证财务准确的情况下，给患者提供了更加便捷的就医体验。

以在医院微信公众号引入移动在线支付功能为例，患者经实名认证个人信息，通过手机号与身份证号码，形成一个独立的就诊卡号，这个虚拟的卡号承载着患者所有的就诊信息，使患者可以先通过AI智能导诊在网上查询专家专科，对症选择自己就诊的科室、可以预约的医生，合理的安排就诊时间，形成了线上挂号候诊、线下问诊、线上缴费、线下检查、线上查看报告、线下诊断、线上支付药费/治疗、线下取药的这样一个线上线下相融合的一体化就医流程。支付宝服务号与微信公众号的流程几乎相同。

要大范围推广移动在线支付，必须首先解决医保脱卡支付问题。门诊支付体系是医保结算和个人支付相结合。一笔医疗费用，医保患者需先完成医保结算部分，再个人支付自付部分。常规医保结算需要患者提供医保卡，医院通过相应设备，如读卡器读取卡内信息，并与医保系统网络连通进行结算。根据国家医疗保障局发布的数据，截至 2021 年底，基本医疗保险参保人数达 136 424 万人，参保覆盖面稳定在 95％以上。如果不能实现脱卡支付，那就只有自费患者可以使用移动在线支付，这一受众面就非常小。因而医保脱卡支付成为移动在线支付进而开展互联网医院工作的关键条件。上海市医疗保障局在 2020 年已经推出了医保电子凭证。通俗地说，传统医保卡是实体卡，医保电子凭证就相当于医保的电子卡，由国家医保信息平台统一签发，是基于医保基础信息库生成的医保身份识别电子介质。医保患者可通过电子凭证享受各类在线医疗保障服务，包括医保业务办理、医保账户查询、医保就诊和购药支付等。有了这张卡，患者完全可以实现"一部手机畅行医院"。某种意义上，手机移动在线支付消灭了排队概念。

（二）患者依从性

移动在线支付属于新兴产物，在国内不同地区不同等级医疗机构之间的普及率与普及水平参差不齐；每家医院前来就诊患者的年龄和文化水平不一，接受程度不同；加上医院重视程度、对新型支付方式的宣传力度、导诊人员安排等各种原因，移动在线支付可以说刚刚起步，使用人次还不是很多。

（三）财务管理

移动在线支付在财务管理上与自助机支付并无不同。如果医院在自助机支付的时候就建设了自动对账平台，移动在线支付就能轻松开展。

（四）门诊配置原则

无需门诊配置，只要患者使用智能手机即可完成。当然，如果医院能够提供更加快捷、稳定、安全的 5G 网络就更好。

一项事物如果真的给民众带来便利，它会很快得到推广和使用。便捷支付正是如此。以复旦大学附属妇产科医院 2021 年全年就诊支付情况为例，使用微信、支付宝等第三方支付的患者人次已占总人次的 93.5％，其中自助机支付40％左右，有 8.43％的患者使用手机在线支付，更有 50％以上的患者是在窗口使用微信、支付宝支付。比例如此之高也与妇产科医院患者群体主体较为年轻、更易于接受新事物有关。

本节就重点介绍窗口、自助机及移动在线支付这 3 种支付方式，当然还有其他方式，比如诊间支付等，但是使用人次比较少，不具有代表性。随着社会发展，各种支付方式逐渐叠加，现时共存，而且呈现出融合之态。需要特别注意的是老年患者的体验和感受。一方面保留窗口现金支付，为老年患者支付留下最基础的通路，又要努力进行自助机支付和移动在线支付的适老化改造，让老人也能够享受时代发展的便利，尽量避免"数字鸿沟"现象。

另外，支付是门诊流程诸多环节中的一个，支付环节的变革必然影响整个就诊流程，只有相关环节同步改进，才能够最终提升整个就诊流程的便捷性。比如，当下部分医院已经出现发药窗口排队加剧现象，其中原因之一就是收费快捷以后，患者到达发药窗口的时间更短，人员短时间内更加集中。因此，发药窗口工作效率的提升和流程优化又成为门诊管理新目标。

第二节　医院便捷支付未来展望

服务无止境，门诊支付更加安全便捷是门诊管理者孜孜以求的目标。支付在走过了以上发展历程之后，近 2 年开始向着纵深化、分类化发展。纵深化就是把便捷进一步推向极致，如信用无感就医。分类化就是立足解决不同人群差异化便捷就医需求，如商业保险患者、异地医保患者等。

一、　顺畅便捷的信用无感就医新模式

根据上海市多部门的统一部署， 2020 年 5 月，上海市多部门共同推进

"医疗付费一件事"工作，首提无感信用支付。依托上海市大数据中心"随申办"移动端统一基础平台，打造医保电子凭证的认证、授权与使用入口、提供签约"信用就医无感支付"渠道。依托中国银联、商业银行、第三方支付平台等支付通道及其线上信用产品，向本市医保患者提供"基于信用的无感支付服务"。就医群众到达医疗机构诊间只需出示其"医保电子凭证"，在医生完成诊疗服务后医院信息系统自动发起基于信用的无感支付服务，发生医疗费用的医保部分实时结算、自费部分由签约绑定的信用账户进行自动支付。在其整个过程中，患者可以无需做任何付费动作，真正实现就医过程的无感支付。 2020年末，上海所有公立医院都上线了这一支付新模式，只是患者知晓率和使用率还比较少。

2021年6月，上海市卫生健康委员会等7部门联合发文《上海市"便捷就医服务"数字化转型工作方案》，再提"基于信用无感支付"，患者在"随申办"移动端绑定任一中国银联的银行卡或惠民就医数字信用服务，签署相应协议后，可享受诊疗过程"无感支付"，即患者完成就诊后，个人支付费用直接从绑定银行卡或信用就医额度内扣除，不必再排队付费。截至2022年4月末，上海市"信用就医无感支付"累计签约客户数58.9万户，累计交易笔数78.1万笔。

"忘带医保卡居然也可以看病！"在复旦大学附属妇产科医院就诊的王女士体验了一回数字化就医的方便。根据医院志愿者指导，忘带医保卡的王女士用手机激活自己的医保电子凭证，然后挂号、就诊、取药，都在手机上完成。王女士说："医生完成看诊后，医院信息系统会自动发起无感支付，医保部分实时结算，自费部分由签约绑定的信用账户同时自动支付。还可以通过医院微信公众号完成门诊预约挂号和在线缴费，实时结算医疗费用。交易明细可通过微信公众号查询。比起以往的看病2分钟，排队2小时，有了很大的改善。"

2022年上海市卫生健康委员会等7部门再次发文，推出便捷就医服务数字化转型工作方案2.0版，对信用无感支付更是从完善使用渠道、拓展应用场景、扩大覆盖人群等多个方面提出了明确举措和目标。主要包括如下。

1. 升级服务专栏　强化场景驱动，升级"随申办"医疗付费"一件事"专栏，通过拓展汇聚高频医疗服务接入，升级各级医疗机构入驻的在线服务，接入健康百科类服务及资讯服务等，打造服务覆盖度更全、主动性更强、体验度更优的医疗健康专栏。

2. 完善使用渠道　在医疗机构自助机、医生诊室、人工窗口和公众号等渠道全面开通基于信用的无感支付服务，线下渠道通过随申码、医保电子凭证一次扫码，实现医疗费用的医保部分实时结算、自费部分默认由绑定的信用账户进行支付。

3. 推动模式创新　推广基于事前授权的无感支付模式，将患者确认时点由医生诊间提前至预约挂号或服务开通环节，确认方式由事中线下扫码修改为事前线上授权。有条件的医疗机构可试点基于额度锁定的医后支付模式，将额度垫付时点由诊中进一步延迟至诊后。

4. 拓展应用场景　将基于信用的无感支付服务拓展到住院和购药场景，全方位满足人民群众的医疗需求。

5. 扩大覆盖人群　支持长三角地区已完成异地就医备案或长三角生态绿色一体化发展示范区内的外地参保患者开通基于信用的无感支付服务，试点开展医疗付费"一件事"长三角一网通办。

6. 增设数币支付渠道　依托"一网通办"平台支撑，以"随申办"移动端为服务渠道，以数字人民币为场景拓展切口，丰富就医支付方式，积极响应国家稳妥推进数字货币研发的政策，助力上海建成全国首个覆盖数字货币的医疗支付统一平台。

为进一步提升支付效率，简化支付操作流程，建议以人脸识别方式代替现有的医保卡刷卡与医保电子凭证扫码支付方式，即患者通过人脸识别方式确认身份信息后，即可完成医保＋自费部分的费用支付。为实现上述功能，需要向医保局申请在符合医保资金安全管控要求的前提下开放人脸识别支付功能，并打通相关链路。

若患者未按时足额归还信用额度内提用的资金，将被视为违约，纳入失信人员名单，上报征信。此外，为提升客户信用度，降低违约率，建议由银行向医保局提供失信人员名单，由医保局对失信人员的医保资金使用进行一定的限制，以此督促失信人员尽快向银行归还资金。

最后需要政策兜底，可以由政府层面成立公共基金，当患者无法归还逾期资金时，由公共基金进行偿还。引入担保公司，当患者无法归还逾期资金时，在约定的额度范围内，由担保公司进行偿还。

信用无感就医是上海打造的就医付费"上海方案"的核心内容，是上海市数字化城市建设的有机组成部分。目前已经在上海所有公立医院落地并不断完善。虽然当下使用人次还比较少，随着宣传推广力度的加大及患者的接受度逐渐提高，相信信用无感就医会成为未来上海市民就医最主要的支付渠道之一。

二、 提升医疗服务层级的商保直付模式

现在，越来越多的人参加了商业健康保险。他们看病就诊可以得到保险公司的理赔，但是一般需患者先行支付，然后向保险公司提供门诊病史、发票等相关证明，保险公司核查后给予理赔。环节多、流程长且事后进行，患者在看病就诊过程中获得的助益不是最明显。为此，最近几年来，针对购买高端商业健康保险的人群，部分保险公司与医疗机构签订相关商业协议，被保险人在该医疗机构就诊所产生的医疗费用，保险公司将根据协议全额或部分承担。这就意味着如果是全额赔付的患者就诊过程中个人完全不用承担费用，由医院直接与保险公司结算。

受政策及财务制度的限制，公立医院在商保直付服务流程上要求较为严格，随着近年国家卫生政策的逐步开放与支持，公立医院以特需部或者国际医疗部作为与商业健康保险的合作部门。在相关的合作中，公立医院作为服务提供方，需清晰了解不同商保公司保险福利政策，谨慎制订并执行符合医院财务管理要求的直付流程，做好医疗质量和服务质量管理，不断提升患者就医体验。

三、 克服障碍方便患者的医保异地直接结算

严格意义上，这并不是本章所讲的支付方式的变革，但是，这一举措却极大方便了外地患者就医，且与费用相关，所以还是简略介绍一下。

长期以来，我国医疗保障实行的是属地管理。不同省市之间，医保政策、医保基金、医保监管都不相通。客观上，如果山东省的医保患者到上海来看病，他就只能先自费就诊，待回到山东后，再根据山东省的政策按照相应流程申请医保报销，手续繁琐，周期长，还需要患者往返奔波，诸多不便。 2016年底，国家异地就医结算系统上线试运行，有 15 个省份接入该系统开始试点。从此开始了异地医保的住院直接结算。门诊的情况更加复杂，一直到 2021 年 1 月，国家医疗保障局办公室发布《关于联通京津冀、长三角、西南五省普通门诊费用跨省直接结算服务的通知》，开始在上述 12 个省市先行试点省际间的普通门诊费用跨省直接结算服务。同年 9 月起推广到全国所有省份。自此，如果患者医保参保地和就医地都开通了异地医保直接结算业务，他就可以凭参保地医保卡直接就诊，执行就医地医保目录、参保地待遇。患者只需要承担全部费用中的自付部分，应由医保承担的部分由医院通过国家医保结算平台与参保地医保系统完成结算。患者无需再往返奔波申请报销，较之以前，无疑提供了巨大的便利。

必须认识到，我国医疗保险情况实在太复杂，基本医疗保险实行的是市级或县级统筹，统筹层次低，各统筹地政策不统一、医疗待遇标准不一致。同时医疗保险结算十分复杂，涉及起付线、自付比例、封顶额度等的计算。所以，到目前为止，我们还没有实现全国所有地区的医保异地直接结算。这可能还需要相当长的时间。但是，目标已定，政策已定，相信全国所有区域都能实现医保异地直接结算的日子不会很远了。

在门诊服务中，支付不是医疗服务的关键环节，但是，却连接着每一项医疗服务，是医院门诊正常运行的关键因素。所以让患者更加快捷甚至无感地完成支付，让医院财务管理更加规范、高效和安全，是门诊支付管理的目标。在

这个目标下，所有的创新和探索都有它的价值。本章讲述的也仅仅是上海市政府层面及部分医院的实践和探索，在其他全国更多医院还有更多的创新举措值得我们借鉴。在不断创新支付方式的过程中，我们需要统筹考虑诊疗流程设计与各个环节的配合，如制度规范、资金安全、信息安全、隐私保护、医学伦理等。

（黄健　李臣）

复旦大学附属中山医院

复旦大学附属华山医院

复旦大学附属肿瘤医院

复旦大学附属眼耳鼻喉科医院

复旦大学附属妇产科医院

复旦大学附属儿科医院

扫一扫，了解更多操作细节与技巧

第五章　叫号分诊系统

医院门诊每日接待的患者量大、提供的医疗服务项目繁多，医院门诊大厅、药房、检验科、医技辅助等部门经常会出现排队拥挤的情况，患者的就诊体验感较差，同时存在人群聚集和交叉感染的风险。如何合理安排患者流量，引导现场患者有序、高效、便捷地完成就诊过程，需要每家医院结合院区功能、门诊楼宇定位、学科特色分布、区域功能设置、诊室诊位布局等因素，建立并完善一套合理、科学、精细化的叫号分诊系统与体系。

在门诊，患者完成挂号缴费，就会获得一个号，这是看病序列号，比如普外科普通门诊第 10 号。叫号就是进入医生诊室开始看病的先后顺序。叫号分诊系统，就是预约挂号缴费系统的联动系统。外行人看起来似乎没有必要，就按照挂号序号就可以了。实际情况却是非常复杂，有的患者预约了号位却迟到了；有的患者没有预约到号源，却早早到医院挂了现场号，号位却又靠后；还有的患者挂号了，可是因为各种原因，轮到他看诊的时候却不在。有的患者当天拿到检查报告需要再次进入诊室请医生解读报告，是否不用排队？如果这些问题不能很好地解决，那现场秩序必定混乱。门诊叫号分诊系统直接影响着门诊的就诊秩序、服务质量和患者体验。因此，一套成熟、科学、合理的叫号分诊系统非常必要。它不仅可以帮助患者快速找到就诊所在的楼宇、楼层、诊室，还能合理安排患者就诊秩序，让患者安心等候。此外，它可以与预约系统一起，进一步理顺就诊人流，避免出现短时大量拥挤现象，它还可以减少医生等候未到诊患者的时间，提高接诊效率。

传统的医院人工叫号方法是患者将就诊卡或病历本交由医院工作人员，由工作人员按一定规则排序并叫号。随着数字化、信息化的发展，最初的人工叫号分诊已经发展出现场信息化叫号分诊、数字化叫号分诊、手机端叫号分诊等多种应用形式。功能也在不断地升级与完善。叫号分诊系统一般由签到系统、后台管理系统、护士站分诊管理系统、叫号信息显示与播报系统等软、硬件组成。在智慧医院数字化建设的背景下，叫号分诊系统呈现出线上、线下融合的趋势，一些原需要在候诊区获得的叫号信息逐渐可以同步由互联网客户端（如手机小程序、APP）推送获得。

第一节　门诊叫号分诊流程设计

现在上了年纪的人可能还会有很早以前到医院看病的印象：在诊室门口有一个护士，她身前有一张桌子，桌子上按顺序放着几本病历本。患者挂好号来到她这里，病历本和挂号单一起交给护士，她会按照挂号单的序号把病历本放在合适的位置，然后当诊室里的患者看诊结束走出诊室，她会拿起桌子上某本本子叫名字，叫到名字的患者就领回自己的病历本进入诊室看诊。这位护士所做的工作就是分诊叫号。这一分诊模式耗费大量的人力、效率低，现在已经不多见了。但是，它向我们展示了分诊叫号的最基本内容，就是组织、维护患者就诊秩序。随着医院规模日益扩大，门诊人次日益增多，全人工的分诊模式已经无法适配。当下，各大医院基本采用的都是自助分诊叫号系统。如果进一步细分，还可以分为2种。一是基于自助机签到的现场分诊叫号，二是基于手机端签到的在线分诊叫号。大多数医院采用的还是现场分诊叫号模式。即使是采用在线分诊叫号的医院，也都是现场分诊叫号与在线分诊叫号两种模式共存。这里提到一个词语"签到"，就是患者报到的意思，可以在自助机上操作，现在部分医院也采用手机相关软件。签到意味着患者已经到达诊区（自助机现场签到），或者承诺按时到达诊区（预约患者手机相关软件签到）。这也是在分诊叫号中患者唯一需要动手做的。

与全人工叫号模式不同的是，信息化自助叫号分诊系统一般设置二次叫号。第 1 次就是在候诊区通过语音播报或者悬挂在诊区的高清显示屏上显示，通知患者到某某诊室门口候诊。注意是"候诊"而不是直接就诊。患者达到诊室门口，会看到诊室门侧边还会有一个小的显示屏，除了显示当前诊室接诊医生的姓名、职称、专长外，很大面积会显示当前正在就诊的患者姓名和接下来待诊的患者姓名。一旦当下就诊患者结束就诊，下面第 1 个待诊的名字就跳到"就诊中"状态，患者就可以进入诊室开始就诊了。

整个分诊叫号模式的开始工作由接诊医生在门诊医生工作站发起。医生登录工作站，点击"开诊"，系统自动叫号。第 1 次分诊由系统自动按照规则进行，护士站有部分操作权限，如符合优先照顾政策人员的安排等。第 2 次分诊操作，须医生结束上一位患者，点击"下一位"，系统自动联动，在诊室门口候诊的小屏上列第一位的患者进入看诊，同时第一次分诊系统再叫号下一位患者进入诊室门口的二次候诊状态。

一、 基于自助机签到的现场分诊叫号

就诊顺序逻辑是保证门诊就诊秩序的重要内容，目前主流的两种逻辑分别是以实际医院现场报到顺序为准（即门诊现场"先到先得"规则）和以预约顺序为准。前者以实际医院现场报到的先后顺序为准，该规则的设计需要医院在就诊区域有"二次候诊台"或"挂号/签到"护士台，工作人员根据患者来院时间先后给予号源。这一模式下，患者挂号后必须到达医院指定地点才能进行，一般是挂号科室或者就诊医生所在楼层的相应候诊区。医院在候诊区放置自助签到机，患者持已挂号的医保卡/就诊卡在自助机上进行"签到"，然后等待叫号。待被叫到号后就到相应诊室门口等待就诊。此举有利于节省医院人力资源，但对于自助设备使用接受度较低的患者（如老年人），需要诊区护士或志愿者进行现场指导或操作。

后者以预约挂号顺序为准，该逻辑需要患者在来院就诊时有很高的"配合度"，否则容易发生"早到晚看"或"晚到早看"的情况发生，导致患者之间

容易产生矛盾，影响医疗秩序。这一模式下，患者须挂号后取号，号位就是预约单或挂号单上标明的号位，与签到时间等无关，能较好实现预约患者的最短等候的目标，同时也不存在患者抢着签到，频繁取号等其他行业自助取号机上的常见问题。

医院须结合自身环境空间、门诊流程、业务特点和实际情况，统筹多方面因素，选择一个适合自身的就诊顺序逻辑。当前，大多数医院采用的是以预约挂号为准。

二、 手机端在线分诊叫号

目前，这一模式应该是现场分诊叫号系统基础之上的延伸应用。如果医院预约系统完善，其实患者预约成功时就会被明确告知自己预约了××时间（精确到分钟）××科室/专家的第×号门诊，理论上患者只需要估计好自己路途中所用时间，是可以在未到现场的情况下，利用医院 APP、微信公众号等平台完成挂号缴费及签到的全部操作。这样这个号就被纳入了第一次分诊叫号系统，就可能进一步减少患者在院等候时间。但是这一模式对患者的配合度与依从性要求很高，即要求患者必须在规定时间内到院；一旦出现患者迟到、爽约等现象，就可能造成医疗资源浪费或现场医疗秩序混乱等情况发生，同时患者的受益并非想象中那么大。例如，患者预约了某专家 9 点 30 分第 10 号，那么在前面 9 位患者都按时到达的情况下，这位患者不管什么时候签到，他大概率就是在 9 点 30 分左右被分诊叫号。那么他是 9 点 30 分前到达医院后签到，还是 9 点在家签到后半个小时内赶到医院，就诊时间差别不大。唯一的差别是假如前面有患者没有到，该患者的第一次分诊叫号就被提前了数分钟，但其实在诊室门诊二次分诊中，医生还在接诊上一位患者，他的名字还在诊室门口二次分诊显示屏的待诊列表中。患者这个时候到达就可以直接到诊室门口候诊。这种情况下患者等待时间最短，收益相对较大，但是对医院来说，风险却最大，如果患者迟到了，医生就会空等患者，大大降低接诊效率。因此这一模式并没有能够广泛普及。

叫号分诊系统是整个预约就诊系统中的一环，只有建设一个精准、完善的预约系统，才能在此基础上建设科学、合理的分诊叫号系统；反过来一个好的叫号分诊系统也会引导患者更多预约就诊。

第二节 门诊叫号分诊系统规则设计

没有规矩不成方圆，没有规则就没有秩序。叫号分诊系统设计的核心目标是让每个患者高效便捷就诊，在公平的基础上追求秩序与效率是叫号分诊系统设置的总思路。因此，建设信息化叫号分诊系统必须遵循如下基本原则。

一、 减少干预、保证公平的原则

公平是患者非常重要的就医体验。如果患者在就医过程中感受到不公平，轻则满意度下降，重则易造成医患矛盾。保证就医公平是我们建设分诊叫号系统的前置原则。这一原则下总体思路是：尽可能由系统按照设定规则自主运行，尽量减少人工操作、人为干预。在一些必须人为干预的点，都需要加以限制。如接诊医生只能接诊系统分诊到诊室来的患者，并且只能按照分诊顺序接诊，即使医生有心也没有办法接诊尚未分诊到诊室的患者。当然，我们在制订系统规则的时候也要渗透公平的理念。

二、 接诊效率优先原则

当前，各大医院门诊人次动辄上万，候诊区人满为患。各家医院也曾采取多种措施试图改变这一情况，但是，医院诊疗空间、医生人数有限，最可行的还是提高接诊效率。我们希望充分利用好医生门诊的每分钟，尽可能多接诊患者。这一原则具体到叫号分诊上，就是让患者适度等医生，而不是医生等患者。二次分诊的设计就是这一思路的体现。门诊叫号分诊系统如果能够进一步与相关数据进行信息交换，根据接诊时间、患者平均等候时间、医护工作时间、诊疗服务人次等"历史大数据"科学、合理地设计叫号规则，则会进一步提升门诊工作效率。

三、 秩序优先、高效运行的诊疗原则

门诊每天上万患者，每一位都想早点结束诊疗回家，但是每位患者看诊科室不同，疾病难易复杂程度不同，来院时间不同等，如何才能尽力满足每位患者需求呢？这首先要求医院高效运行，而高效的前提是秩序，没有良好的秩序就不可能有高效运行。而只有各种可能都被纳入管理视野，才能建立起真正的秩序。如果考虑不周全，就会影响已有秩序，甚至造成已有秩序的崩塌。

患者就诊中遇到的主要情况可分为以下几类。

（一）现场号与预约号的关系及处理规则

当前预约已经成为患者新的就诊习惯，各大医院的预约比例都已超过50%。在预约中，患者呈现出几个偏好，一是大部分患者偏向选择越早的时间、越靠前的号位，所以最早约满的大多是上午8~9点这个时间内的号源。二是部分患者会根据自己的时间安排，选择较为合适的时间。尤其是上班族，可能前面有会议等事情，所以也会有人主动选择靠后的某个时间点。因此，叫号分诊系统中号码不连续的情况客观存在。三是存在取消预约的情况。患者本已预约某个号源，但因种种原因，无法前来，只能取消预约。为了保证号源的充分利用，各家医院一般都会把被取消预约的号源重新开放给公众预约。但是，种种原因如取消得太晚，就可能有这个号源没有被预约出去的情况。四是存在爽约现象。患者预约了某个号源，没有取消，当天也没有挂号。当然也会存在预约号源未使用完的情况。对此，各家医院一般都还有一个规定：所有未被使用的预约号源在接诊当日均可转为现场号源，供现场患者使用，当然也接受患者当日预约。但是，一旦超过号源自带的时间属性，该未被使用的号源自动作废。例如，某位专家的号源前后的号都已经被预约，只有第8号还未被使用，那么第8号在就诊当天自动变为现场号源，接受患者现场挂号。但是，这个第

8号的联动时间属性是9点，这意味着9点之前患者可以现场挂这个号，9点钟之后，这个号就自动作废，不能再挂，从而进一步保证诊区的就诊秩序。

实际场景中，还有一批患者因种种原因选择不预约、现场挂号，很多人很早就到达医院等待。所以各家医院还必须设置部分现场号。设置方式各有不同，有的医院是在不同时段分别预留现场号，有的医院是在该诊次最后的可挂号时间段设足号源，既可以网上预约也可以现场挂号。

不论是否预约，就诊当天号源系统中号源总计存在5种状态：已挂号已签到（患者已经完成取/挂号缴费并到达或承诺按时到达候诊区）、已挂号未签到（患者已经完成取/挂号缴费但是还没有到达或不知晓何时到达候诊区）、已预约未挂号（后续如果患者完成取/挂号缴费则自动变成上面两个状态之一，如果没有完成取/挂号缴费则就是爽约）、未使用（该号源可用，但是还没有患者预约或现场挂号）、已作废不可用（已超过允许使用时间的空闲号源）。为了保证候诊区秩序和医生接诊效率，我们对这5种情况设置的规则是：只有已挂号已签到的患者进入叫号排队系统，其余情况均将不被叫号。已经进入叫号排队系统的患者，将按照号源序号，从小到大进行叫号，而不是按照签到时间，此举是鼓励患者按照预约时间就诊。当然，这也产生了另外的情况，部分现场挂号患者来院时间早，但挂到的号却比较靠后，等候时间比较长。这就需要现场工作人员耐心解释并给予预约指导。

（二）过号

就是叫号分诊系统中叫到的号位已经大于患者的号位了。比如目前已经叫到第100号了，36号的患者刚到。不管这位患者是签到后走开了以致系统叫到号时他不在，错过了就诊；还是预约患者迟到了，此时才刚刚签到。这两种情况都属于过号。过号患者不能直接插队进诊室就诊（系统设置好，医生无法接诊这类患者），他们必须再次去签到，由系统按照规则再次叫号。至于系统是仍然按照序号由小到大叫号，还是系统设定完成惩罚时间后叫号由各医院自行设定。

（三）回诊

在当次就诊中，医生为患者开具了相应检验、检查，患者前去做了并且拿到了检验、检查结果，还需要医生进一步解读报告和诊疗的，以及已经看过医生，还有重要问题需要再次咨询医生的，这样的行为都称为"回诊"。回诊一般有几个基本要求：第一，当次就诊中发生，一般是与首诊同一个半天内可以回诊。因为大多数医院门诊排班是以半天为单位。如果遇到普通门诊等以全天为排班单位的，那就是就诊当日可以回诊。第二，回诊不需要重新挂号，但是必须重新签到。当然，考虑到诊疗中难免会有遗漏，或者有漏开检查或者药品的情况需要立即修改，首诊半小时内回诊不需要再次签到。超过半小时的患者如果不再次签到，接诊医生只有阅读病史等相关内容权限，无法接诊，不能开具药品、检查单、住院单等。第三，回诊系统会自动优先安排首次就诊的医生接诊，因为该医生对患者病情更熟悉。

（四）优先照顾情况

按照政策要求，医院应该对符合规定的对象给予就诊优先照顾，比如持有《中华人民共和国残疾军人证》《上海市烈士遗属优待证》《上海市重点优抚对象医疗优待证》等证件的人员，当然最常见的还是对高龄老人就诊的照顾。因为系统目前无法识别上述证件，所以优先照顾的落实只能由诊区护士人工认定之后在护士工作站系统操作完成。需要注意的是2点：①优先就诊并不是零等待，也不能"一刀切"，建议门诊管理者根据医院实际情况，订立分层分级优先照顾标准，便于执行。②优先照顾政策仅限政策所涉患者本人，家属代配药等情况不享受此待遇。

（五）加号

这一情况主要发生在一些热门专家出诊时。专家号一号难求，没有预约到的患者大多会早早地等在专家诊室门口，请求加号。他们或围在诊室门口，或直接冲进诊室，影响专家接诊和医患沟通。有的医院为此专门开发了加号小程序，并生成二维码，张贴在门诊入口处，患者扫码后填写信息与病情，并上传相关资料，专家或其助手可接收患者所提交的信息，审核后自行决定是否给予加号。门诊管理者对专家加号数量给出限定，并且限定加号号位为专家当日门诊的最后面。如果患者得到了医生给出的加号确认，就可以到窗口进行挂号缴费，此后的就诊流程同正常流程一致。这一做法引导加号患者不进入诊区、诊室完成加号申请，保证了正常诊疗秩序。而专家是这一举措能否推行的关键因素。

（六）本院职工优先就诊

如果不经过叫号分诊，本院职工身穿工作服装，直接插队就诊，很容易激起患者反感；可如果正常候诊，等待时间长，又会耽误本职工作。各家医院对此的解决方案不一。有的医院的做法是职工到医院保健科就诊，还有的大医院是设置专科门诊，只接诊本院职工，如"保健消化科""保健呼吸科"等，只有本院职工通过特定院内渠道才能挂号该科。接诊医生优先接诊该专科患者，在没有该专科患者的情况下可接诊常规门诊，这样，本院职工就能够通过叫号分诊流程优先就诊，且不影响门诊诊疗秩序。

（七）其余问题处理原则

叫号分诊系统虽然可以通过完善规则不断应对新情况，但是门诊患者人数众多，各种例外情况层出不穷，总是还有系统无法解决的问题。对于这些情况，我们的总原则是：由诊区护士人工判别，并在系统中进行相应操作；不允许患者不经分诊叫号，直接进入诊室。护士的所有操作都会被系统记录，以备查阅。

第三节　医技检查分时到检系统

随着各大医院门诊量的增加，需要做各类检验、检查及治疗的患者数量也大量增加。有的医院门诊每天采血可达3 000人次，放射科日服务患者可接近2 000人次。这使得检验、检查成为患者就医的另一个堵点。门诊管理者与医技科室一起，充分发挥信息化的优势，建设医技检查预约系统、分时到检系统，理顺检查流程，提高工作效率，提升了患者就医体验。

与门诊就诊叫号分诊系统一样，医技检查分时到检系统也必须与医技检查预约系统配套进行。医技检查预约系统比就诊预约系统要复杂。不仅要考虑人员排班，更需要考虑设备配置，以及不同检验、检查项目与设备的匹配。有些检查只有某一台设备能做，而也有一些设备可以开展多项检查。还要考虑设备配置的数量、位置等因素，另外，患者配合度及相关准备情况则是不确定的影响因素，如有的检查需要空腹，而另外一些检查却需要膀胱充盈。这些不是本章重点，就不再展开了。然而，这些都造成医技检查的预约不会非常精准。

但是，患者就医心切，很多时候会提前来院，这时候的秩序该如何组织就非常重要。医技检查分时到检系统的主要规则是分时段到检。比如患者预约了9点的某项检查，该医院规定提前30分钟签到，如果患者8点钟或者更早到医院，就无法签到，不能进入排队叫号系统。他要在8点半以后才能签到。如果患者迟到太久，也无法签到，需要到服务台人工办理，工作人员会将他排在当天准点到达的患者后面。这样引导患者按时就诊，也减少了检查区域人员聚集状况。

分时到检系统主要适用于非当日检查项目。还有一些检验、检查项目当日可做，无需预约，比如不需要空腹的项目，如部分B超、心电图检查等。它们的就诊秩序如何安排呢？医院可以借鉴银行办理业务的取号制度，设置取号机，患者凭医保卡/就诊卡刷卡取号，按照顺序进行检查。为了避免个别患者恶意占号，频繁取号等现象发生，系统需要连通HIS，只有系统能够读取到相应的检验、检查申请，才会被允许取号，且非过号等特殊情况每个患者仅能取一次。

医技检验、检查工作中遇到的过号、加号、取消预约、爽约、照顾等情况处理规则与就诊叫号分诊系统中的相关规则基本一致，但是，医技检查预约系统较为复杂，只有少部分医院开展了在线取消预约、改约等工作，大量的工作需要患者与各检查服务台工作人员当面或电话沟通进行。相信随着信息化的推进，会有越来越多的医院、越来越多的服务内容通过在线进行。

第四节　复旦大学附属华山医院叫号分诊系统持续改进（案例分享）

"维护就诊秩序，减少无效等待"是医疗机构门诊叫号分诊系统需要解决的最核心问题。过去多年，叫号分诊系统的规则逻辑已趋于一致。近年来，复且大学附属华山医院（以下简称华山医院）对于叫号分诊系统的改进聚焦于照顾队列、回诊就诊、等候查询及与其他系统的数据联通，以打造智慧门诊就诊新体验。

就诊照顾队列与回诊签到本质上均是对原有顺序队列的优先级别作出调整，这就需要明确、统一的优先规则，以保证所有优先的公平性。以华山医院为例，照顾队列以系统事先导入的优先名单为基准，仅有可与系统匹配的患者方可优先进入就诊等候队列；回诊签到则以当日就诊科室（专家）为准，其他人员或跨科就诊无法实现。同时匹配护士台或专门人员的补录登记功能，保证意外情况或其他政策规定的需要优先就诊人员的就诊权益，同时保证整体就诊秩序的平稳，保证正常的候诊秩序。

在分诊叫号系统的基础之上，等候次序与等候时间的查询或主动推送是门诊就诊一大重要的便民改进措施（图5-1）。患者在预约挂号、签到后可以主

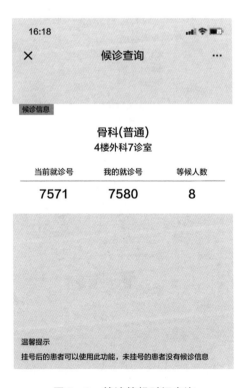

图5-1　就诊等候时间查询

动查询或者被动收到医疗机构推送的当前叫号编号并且进一步可估算就诊等候时间，减少原本患者等候的焦虑情绪，或在就诊等候中安排其他事宜，以"无缝衔接"就诊，提升患者就诊等候满意度。

同时华山医院也积极探索叫号分诊与其他系统的关联，推行智能就医助手，在患者完成挂号后推送患者就诊位置，并提供诊室导航、就诊等候时间查询等功能，以"智能就医助手"的形式，帮助患者更好地做好就诊规划（图5-2）。

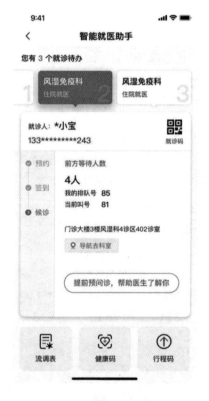

图5-2　智能就医助手

（邱智渊　严心远）

复旦大学附属中山医院　　　　复旦大学附属妇产科医院　　　　复旦大学附属儿科医院

扫一扫，了解更多操作细节与技巧

第六章 医技检查预约

近年来，随着临床现代医疗设备、数字成像技术和计算机网络技术等高新技术的发展，影像检查等辅助检查项目在临床诊断和治疗过程中发挥着越来越重要的作用，临床医疗对大型医技检查（如超声、磁共振、CT等）的依赖性也呈现出越来越强的趋势。患者对各种检查项目需求量的增加和医院医技检查资源之间的差距，导致医技科室承载的工作压力迅速加大，医院各种医技检查的预约等待时间大大增加，患者候诊待检压力也随之增大。而对于患者而言，只有医生的诊断和医技检查才是医疗服务的有效时间，对等待时间的忍耐度降低。因此，高效有序地安排医技检查成为患者就诊流程中的重要环节。

2015年1月，国家卫生与计划生育委员会印发了《进一步改善医疗服务行动计划》，明确要求"全面推行分时段预约，合理安排患者就诊、检查时间，尽量缩短在医院的候诊时间。优化医疗服务流程，提升人民群众就医感受"。2018年10月，国家卫生健康委员会又发布了《进一步改善医疗服务行动计划（2018—2020年）考核指标》，明确提出要应用新理念、新技术，创新医疗服务新模式，不断满足人民群众对于医疗服务的新需求，提高患者满意度，让就诊更加便利，体验更加舒服，不断提升人民群众获得感。目前，预约诊疗工作已被纳入公立医院绩效考核，这个预约诊疗指标不仅包括预约挂号，还包括了预约检查。从某种程度上说，医技检查的速度和质量直接影响到医院整体的服务质量，优化医技检查的预约管理，有效缩短患者候诊待检时间，提高整个就诊效率，保证患者能够尽快确诊、尽早治疗，成为提升整个医院的服务品质、改善患者就医体验的关键举措。

医院医技检查的传统预约流程，通常是由临床医生诊疗后为患者开具检查医嘱，患者持检查申请单到各医技科室排队预约，各医技科室分别划价、收费、预约，患者再根据预约时间到院检查。由于医技检查的项目众多，不同医技检查科室之间及不同医技科室与临床科室之间都缺乏有效的沟通，患者通常需要往返于不同的医技科室完成预约和检查，身心俱疲，大大延长了患者的在院就诊时间，降低了患者的就诊效率。同时，从医院管理的角度来看，由于需要安排更多的预约工作人员、收费人员和维持秩序的安保人员等，耗费了大量的人力、物力资源。近年来，随着计算机和网络技术的发展，医院管理人员在不断优化门诊预约、挂号、缴费流程的同时，也在不断思考并尝试实践优化门诊各项检查预约流程，发展出医院集中预约和医生诊间预约两种不同的预约模式，集中分时段检查预约，在一定程度上简化了检查预约的流程，减少了患者的待检时间，缩短患者等候时间，对于提升检查效率、改善患者就医体验意义重大。

那么，最理想的医技检查预约模式是怎样的呢？这要从患者、医技科室和医生三方面来说。对于患者而言，一是对于可以择时的检查，患者希望不仅可以根据自己诊疗节奏选择各项检查合适的时间，而且在需要更改日期的时候也能自行操作修改，二是对于急需各项检查结果进行下一步诊疗的患者，则希望可以统筹合理安排，以最快最便捷的方式按部就班完成各项检查，以便可以预约医生进行进一步的诊疗，而不是来回往返奔波，导致整个就诊时间拖沓漫长，得不到及时的诊疗，延误病情。而从医技科室来说，希望患者能够平均分布在不同的时间段前来做检查，避免高峰时间出现大量患者聚集或者低谷时间出现医技设备和人员等待患者的状态，这对于医技科室的医疗设备和医技人员等资源都是严重浪费。另外，从医生的角度出发，对于一些病情比较严重亟需检查结果辅助诊断以便进一步治疗的患者，医生会希望可以有绿色通道让这部分患者能够优先预约并完成所需检查，避免因长时间等待造成患者流失或病情加重。到目前为止，所有门诊管理者和医技科室一起都在为这个目标努力。

未来不断优化检查业务流程，实现完全的智能化检查预约势在必行，我们要持之以恒以构建和谐医患关系为核心思想，不断服务患者，研究患者，留住患者，以计算机、通讯、互联网技术为手段，为患者提供更为人性化、智能化、多样化的医技检查预约服务，为医院搭建一个更完美的患者服务平台，切实解决患者"看病难愁乱烦"的问题。

第一节　以统筹为核心：智能化多样化的规则设计模式

针对传统医技检查预约模式的问题，各大医院根据自身实际情况进行了改进，开展了如集中预约模式和医生诊间预约检查模式，但仍然存在一些问题。

医技科室预约模式是由医技科室人员承担本科室检查项目的预约工作。医生在门诊为患者开具各项检查，患者完成缴费后由患者自行前往检查科室进行预约，患者根据预约时间前往检查。医技科室预约可以方便工作人员统一管理，方便科室及时调度资源，与患者之间能充分沟通检查注意事项，避免无效等待。但是有多个检查的患者需要分别前往多个科室，科室之间缺乏及时有效沟通，无法合理统筹安排各个项目，导致患者在各个科室之间无效流动和往返次数多，就诊效率低下。

医院集中预约模式是由医院组织专业人员搭建统一预约中心平台，对全院申请的检查进行集中预约管理。预约人员可以是经过培训的护士也可以是相关科室的工作人员，既需要有较全面的医学知识指导患者就医，又需要有较丰富的心理学知识及较强的组织协调能力，以利于与患者良好沟通和统筹兼顾，统一安排。医院集中预约模式可以把预约资源集中管理，便于医院统筹调度，不同的检查项目可与各科室有效沟通，预约安排更合理，避免不同检查项目之间检查时间和检查条件冲突。但是集中预约模式对预约人员要求较高，需要安排大量预约人员，增加了人力成本。

医生诊间预约模式是基于医生工作站的一站式预约模式，患者在看诊后，由医生根据患者病情直接开出各项医技检查，同时为患者预约各项检查的时间，患者完成付费后即可直接按照预约时间前往相关医技科室完成检查，避免患者来回奔波于各科室之间预约。诊间预约模式可以让医生在开单同时即完成预约，无需多次排队等候；减少医院人力成本。但是先预约，后付费，会出现虚假预约，造成资源浪费，同时也会增加医生工作量。

一、 医技检查预约规则设计难点

1. 医技检查项目众多 随着医疗技术的发展，医疗检查项目不断增加，除了血、尿、便常规检查以外，目前常用的医技检查主要包括 B 超、 CT、MRI、内镜检查、 PET - CT 等，不同的检查项目的检查要求和检查时间不一样，例如，部分验血项目、腹部 B 超和胃镜需要空腹，肠镜需要做好肠道准备等，部分检查同时做的时候存在先后顺序，前面做的检查对后面做的检查不能有影响，需要在设计预约规则的时候统筹安排，这都给医技检查预约的规则设计带来一定的难度。

2. 医技检查流程复杂，涉及部门和人员众多 患者从开始就诊，门诊医生开具医嘱和检查申请单，排队缴费，到医技科室签到等待叫号检查，当天不能做的检查再预约登记，需要更改检查日期的要退费后再重新预约，这一系列的流程，通常要涉及临床科室、医技科室、信息科室、管理科室等多个科室的数位工作人员，医技检查的预约原则上要协调多个科室多个工作人员。

二、 医技检查预约规则设计原则

医技检查预约系统的核心为丰富多样的预约规则，如相同部位集中检查、多项检查自动排程等功能都是通过预约规则来控制实现，目前该领域较为认可的有合并规则、互斥规则、特殊患者优先规则等。

1. 合并规则 即患者有多个检查项目时，在不违反医学规则的前提下，支持将多个检查条件相同的不同检查项目合并预约，预约平台自动判别并将预约时间集中在同一天，患者只需花一天时间完成多项检查，尽量满足患者一次到院就能做完所有检查的需求，避免患者多次往返医院。如一个患者有空腹 B

超、心脏超声、憋尿 B 超、 CT 等检查，则可安排患者先做空腹 B 超、 CT，再做心脏超声，最后完成憋尿 B 超，患者可以在一天，甚至半天完成所有的检查。

2. 互斥规则 互斥规则涵盖了时间互斥和检查条件互斥，如果患者有多个不同的检查项目，在尽可能地帮患者预约在同一天的不同时间段，避免检查时间冲突的同时给患者留下充足的准备时间，条件互斥的不同检查项目，预约平台根据互斥规则维护，避免产生矛盾。如患者当天同时预约 24 小时动态心电图与 MRI，预约系统需要优先安排 MRI 检查再安排 24 小时动态心电图；又如同时预约造影检查项目与 CT 平扫，系统需优先安排 CT 平扫，再安排造影检查项目，避免因造影剂滞留于体内影响影像学观察。

3. 特殊患者优先规则 就医过程中，特殊患者群体较多，如进入临床路径的患者、急诊患者、空腹检查患者，根据病情需要，预约系统应能设置优先规则，列出具体的特殊优先类别。医生开具相关检查电子申请单时，通过勾选对应的特殊病情选框，可以保证特殊患者能进入优先队列进行优先处理，满足临床上的特殊需求。

4. 自定义规则 虽然现有规则能满足医院绝大多数需求，但是不同的医院有不同的需求，可制订符合医院自身实际情况的自定义规则，以满足未来的某些特殊需求，做到因地制宜，与时俱进。例如，综合性医院里的产科产妇做大排畸筛查的时候需要在固定时间范围内完成，部分检查不能长时间等待，就需要给予优先预约的照顾。

第二节　精准：智能化预约以实现医技目标的更大可能性

医技检查预约系统在各大医院上线后，均取得很好的应用效果。

1. 预约检查率明显上升 绝大多数的检查项目都实现了先预约后检查，患者可以根据自己的实际情况完成预约后再检查。

2. 检查预约时间明显缩短 医生诊间预约实现了检查申请单开具的同时自

动完成预约，这与之前患者拿着申请单排队缴费后到各科室排队预约至少要花30～50分钟的情况相比，不仅预约的时间大大减少，及时满足患者需求，也避免了患者在不同科室之间的来回奔波往返，大大缩短了患者的就诊流程，减少了患者待检时间，提高了患者的就诊体验，也维护了医院的诊疗秩序。

3. 待检时间得以精确可控 大多数的检查项目，如 B 超、CT、MRI 基本上都能实现分时预约，预约时间间隔甚至可精确到分钟，患者可以根据预约的精准检查时间前往医技科室签到完成检查，而不用二次等候很长时间，缩短了在院无效时间，避免了大量患者在待检检查处聚集，影响门诊的诊疗秩序。

4. 检查资源配置得到优化 精确的检查预约系统可根据患者的预约情况合理安排患者的预约时间，统筹安排，有助于医技科室重新调整资源配置或引导患者调整就诊时间，使检查资源与患者需求达到最佳匹配。

5. 提高医技科室工作效率 无论是集中化预约、医生诊间预约。医技科室都可以通过查询预约系统了解预约情况，合理调配检查资源，分配不同患者的检查时间，提高科室整体工作效率。

6. 规范了医技检查的预约 通过完善的预约检查系统，无论是临床医生和医技科室都需要根据设定的规则来为患者进行预约，避免了人为恶性插号提前检查的出现，避免了资源紧缺的检查中出现黄牛号贩，在一定程度上维护了医技检查的公平。

随着医技检查的广泛使用，检查预约系统的不断优化对改善患者的就诊体验甚为重要，随着科技的不断发展，检查预约也向着不断智能化和个性化的方向发展，未来我们可以从以下方向继续改善医技检查的预约。

（1）实现患者自助预约，包括线下自助机和线上自助预约，目前的医技检查预约模式，无论是集中预约还是医生或者医技科室预约，绝大多数都是由院方主导，患者无论是预约检查还是更改检查时间均需要到医院相关部门处理，这无形中增加了患者的就诊负担。随着计算机移动通信的发展，现阶段患者已经实现了线上自助预约、挂号、缴费、打印病史、取报告等操作，希望在未来也能逐步实现患者在线下自助机或线上移动端自助预约检查的模式，运用智能终端将预约工作前移，将选择权交给患者，随时随地实现预约，同时进一步考虑延伸自助预约平台功能，如实现移动端自助取消预约、自助修改预约检查时间等功能，预约成功后发送智能提醒，满足患者个性化的需求。

（2）实现更加智能化预约，当前的现实环境中，医疗资源的稀缺性与患者需求的无限性在短期内无法改变，可以通过建立医技检查智能自动预约系统，整合医院的不同检查预约资源，进一步统筹各项工作，实现检查资源的最大化利用，解决患者预约检查多次排队、预约等候时间长、预约安排不合理等问题。同时，引导患者有序就医，患者缴费同时即刻完成预约，实现预约不再等待，减少患者就诊过程中多次排队的无效流动，缓解门诊楼空间局促的压力。

（3）实现爽约惩罚机制，医技检查智能自动预约系统使用中，医技科室能实现实时关注预约检查患者的"爽约"情况，及时释放已取消或无效的检查资源，提高检查资源利用率，参考门诊预约挂号服务模式，建立爽约机制，对于患者原因产生的爽约行为，一段时间内累计一定次数，限制使用各类预约服务，在有效引导患者有序就医的同时，避免患者无理化的要求。

（4）实现医技检查的精准预约。目前在门诊专家号源预约中已经实现了依据患者的疾病严重程度精准匹配优质的专家号源，使得病情严重急需诊疗的患者可以优先获取专家号源进行进一步的诊疗。在检查预约过程中，也可以通过由患者自己上传相关病情信息或医生根据患者病情提请申请，通过后台自动审核筛选，对病情较为严重急需完善检查后进一步治疗的患者给予优先检查，避免因检查时间过长而延误病情，耽误治疗。

近年来，信息化在医疗领域不断发展。信息化时代，智慧医疗作为新兴的医疗服务方式和管理手段在国内医院虽处于探索应用阶段，但是利用智慧医疗服务患者是未来的发展趋势。构建智能化医技检查预约模式可以真正做到以患者为中心，实现就诊检查"智能化预约、系统分配、到点检查"，并能提高预约效率，改善就医体验，减少患者间接医疗成本，增强医院医疗服务能力，值得推广。未来应在现有预约平台的基础上，继续扩大检查预约覆盖范围，进一步推进细化患者检查预约需求，梳理各类医技检查预约服务之间的制约关系，从而达到最便捷、效率最高、体验最好的效果。

第三节 复旦大学附属肿瘤医院医技检查预约实践（案例分享）

　　复旦大学附属肿瘤医院（以下简称肿瘤医院）是全国著名的三甲专科医院，随着老龄化的加剧和各种因素的影响，近年来肿瘤患者人数不断攀升，医院门诊量也呈逐年增长趋势，患者不仅对预约挂号提出了更高的要求，对医技检查的需求也与日俱增，如何结合医院的实际情况，在信息化工具的支撑下，推广落实具有肿瘤专科医院特色、切实有效的检查预约管理模式，是医院面临的重要课题。这几年医院在"以患者为中心"的原则下不断优化门诊就诊流程，其中就包括不断优化医技检查的预约方式。目前肿瘤医院根据医院的实际情况，为了最大限度的方便患者，缩短预约检查的等候时间，同时保证检查治疗的安全性，采取了医生诊间预约为主，其他预约方式为辅的多种预约方式相结合的医技检查预约方式。

　　对于心电图等常规不需要长时间等待的医技检查，患者挂号就诊后由医生在医生工作站开具检查后可在规定时间范围（通常为 30 天）内直接到相关医技检查科室签到后直接检查。

　　对于 B 超、CT、MRI、阴道镜和胃肠镜等常规影像学检查，由医生在患者就诊时与患者沟通过后直接开具检查并预约好相应的检查时间，打印好预约单交给患者，患者缴费后即可按照预约单上的时间到相关科室签到完成相应的检查，预约单上通常会注明检查的时间、地点和相关注意事项，如果患者在医生开单完成后相应的时间（通常为 1 天）内未完成缴费，系统视为患者放弃该检查，即自动取消检查，释放出该患者的检查号源以便其他患者继续预约，避免了检查号源的浪费。同时，如果该项检查需要提前做好准备，医生开具检查的时候强制同时开出其他检查，如肠镜检查，通常在开具肠镜的时候系统会自动为患者开具验血项目、肠道准备药物，避免患者到了检查时间才发现检查前准备还没有做好而无法完成检查。

　　对于 PET－CT 等特殊检查项目，由于检查禁忌证和注意事项比较多，通常需要专业人员做好沟通，因此采用了医技科室预约的模式，患者就诊时由医生诊间开具检查，患者缴费后自行前往医技检查科室预约检查的时间，同时医技科室的负责人会告知患者检查的一些注意事项，确保患者能顺利完成检查。

探索基于患者病情的医技精准预约模式。由于肿瘤医院患者众多，各大检查项目预约等候时间长，部分患者病情紧急急需完善检查后进行治疗，目前的预约制度下连医生也无法为患者提前，为此，肿瘤医院探索利用 AI 技术实现基于患者病情的精准医技预约模式。患者就诊时，医生完善门诊病历后发起医技预约时，AI 引擎获取患者门诊病历，并通过各字段对患者病情进行判断，当患者病情急需检查时，则为患者优先获取医技号源，提前检查，以快速开始治疗，减少术前等待时间。目前该预约模式仅在预约等待时间较长的 MRI 检查项目中实践，未来拟作为现行预约制度的补充推广应用到其他检查项目中。

（董枫）

复旦大学附属肿瘤医院

复旦大学附属眼耳鼻喉科医院

复旦大学附属妇产科医院

扫一扫，了解更多操作细节与技巧

第七章 门诊医生工作站

门诊医生工作站是一个集叫号、接诊、病历记录、医嘱开具、辅助检查申请与结果查询、处方开具与药品查询、医疗质量管理与控制等多功能综合一体的信息系统，其主要系统包括：电子病史记录系统、医嘱处方开具系统、辅助检查申请系统、疾病文书开具系统等。门诊医生工作站将 HIS、 LIS 检验系统、图像存档和传输系统无缝集成，形成一个高效、便捷、智慧化的门诊医生工作平台。它让门诊医生摆脱了传统的纸质处方、手写病史，帮助门诊医生更高效、规范、便捷地完成门诊诊疗工作，减少门诊诊疗行为的出错率，提高工作效率，提升门诊病历与处方质量。门诊医生工作站是医院信息化建设、数字化管理的重要表现形式，是医院现代化建设的必然趋势。

当然，门诊医生工作站系统的设计与使用规则必须符合相关法律、法规的要求。《中华人民共和国执业医师法》《医疗机构管理条例》《麻醉药品和精神药品管理条例》《处方管理办法》《病历书写基本规范》《电子病历系统功能规范》等法律法规、条例都对医院门诊诊疗行为做出了明确规定或要求。

第一节　电子病历模板设计及病史质控系统

众所周知，看病都要带病历本，医务人员会把本次就诊的病史手写或者打印在病历本上。门诊病历本一般由患者自行保管，易丢失。手写病史一旦丢失就无法找回，这对患者的治疗连续性极为不利；同时医生手写病史容易字迹潦草，不易辨认。科学、合理、规范的门诊电子病历，不仅完美地解决了这些问题，更可以切实保证医疗行为的规范性和准确性，提高医生工作效率，减少医疗差错发生。同时，门诊病历资料的大数据积累，也有利于临床医生开展回顾性的相关临床科研项目，让门诊病历体现更多的"数据价值"。因此，门诊电子病历系统是医院提供优质、高效、便捷的门诊医疗服务的基础，是门诊医生工作站的核心模块，是医院信息化、智慧化建设的关键环节之一。

一、 电子病史模板设计

卫生部颁布的《病历书写基本规范》（2010 年）、国家卫生计生委发布《电子病历应用管理规范》（试行）（2017 年）对医疗机构的电子病历记录行为制订了基本标准，提出了明确要求，从而既可以保护患者权益，又可提高病历质量，保障医疗质量和安全，还可以避免医患双方发生误解、争执。其中对电子病历作出了明确的定义，电子病历是指医务人员在医疗活动过程中，使用信息系统生成的文字、符号、图表、图形、数字、影像等数字化信息，并能实现存储、管理、传输和重现的医疗记录，是病历的一种记录形式，包括门（急）诊病历和住院病历。

门诊医生工作站中电子病历模块须按照《病历书写基本规范》要求进行设计。门诊病历包括门诊病历首页（门诊手册封面）、病历记录、化验单（检验报告）、医学影像检查资料等。现代化医院门诊一般采用门诊电子病历的形式，帮助医生提高记录效率，保证门诊病史资料记录的连续性、清晰性、准确性。

（一）门诊病历首页

传统的门诊病历分为本市医保手册与自费病史手册，门诊手册封面内容应当包括患者姓名、性别、年龄、工作单位或住址、药物过敏史等项目。采用电子化门诊病历，上述信息也必须首先录入系统中，以便第一时间保存、调取患者基本信息。一旦患者在就诊过程中发生突发事件，如门诊危急值，就能从系统后台调取患者信息，第一时间联系上患者或家属及时来院处理。

　　病史信息的连续性是门诊电子病历的一大优势。根据患者唯一的身份识别信息（如身份证号码）可以调集患者历次就诊记录，当前在上海甚至已经实现调集患者在全市的就诊记录，这对于全面、准确掌握患者病情，进而提供更高质量的、连续性的诊疗服务具有重要意义。

（二）门诊电子病历内容

　　门诊电子病历主要包括一般项目、患者主诉、现病史、既往史、体格检查、辅助检查、处理、诊断、医生签名等元素与内容。按照门诊病历记录的基本规范和要求，患者门诊就诊时以上基本信息均需涵盖，尤其是初诊患者，医生记录内容比较多。为了提高医生记录效率，提高病史质量，减少病史记录差错发生，就需要门诊部采用信息化手段、互联网技术，建设并持续完善门诊电子病历模板与内容。例如，从模板设计上可建立全院通用模板、科室专用模板和个人模板，方便医生引用；医院可对电子病史进行结构化模板设计，便于医生随时摘录患者既往病史，以节省病史记录时间，提高效率；电子病历自动引用本院或外院辅助检查检验结果；采用医生电子签名 CA 认证的形式，既可用于线下门诊电子病历，也可用于互联网医院在线接诊。

　　1. 一般项目　指门诊病历首页内容，包括：患者姓名、性别、出生年月、药物过敏史；另外还需记载本次就诊科室和就诊日期。

　　电子病历的情况下，我们可以在此设置更多系统规则，以避免某些低级而重大的错误或过失。如基于性别属性的特定检查绑定，避免医生为患者开具常规限定性别的检查，如为男性患者开出妇科检查等；还可以将药物过敏史与医嘱处方系统进行绑定。一是如果患者出现新的药物过敏情况，可自动添加至药物过敏史模块；二是在医生开具处方时，借助信息化手段自动判别药物过敏禁忌，并主动提醒，避免严重药物不良反应和差错。

　　2. 主诉　该模板包括患者的主要症状、体征、发病持续时间等。医疗机构可采取信息化手段，对初诊、复诊的患者进行类别设定。

　　3. 现病史　可区分初诊患者和复诊患者。针对初诊患者，现病史内容须与主诉相关、相符，能反映本次疾病发病、诊疗过程，同时要求记录外院诊治情况。要求重点突出、层次分明、运用术语准确。

4. 既往史 既往史模板需记录重要的、与疾病相关的个人史、婚育史、家族史。其中复诊患者无需记录既往史。

医生除在诊室内询问并采集患者以上所述的主诉、现病史、既往史等信息之外，还要大量翻阅患者既往（包括外院）的辅助检查检验资料，并进行"总结归纳"后形成一份规范的"门诊病史"，这个过程往往比较耗费时间。医疗机构可以利用电子病历结合 AI 预问诊的形式，让患者自助填写包括症状、现病史、既往史等信息，并自动形成结构化的门诊电子病历，提高诊间医生的问诊效率。

5. 体格检查 在临床诊疗中，体格检查又称查体，就是医生运用自己的感观或借助简单的检查工具来客观地了解和评估患者身体健康状况的一组或一系列最基本检查方法，包括视、触、叩、听、嗅等。这是门诊诊疗的必要内容，因此电子病史会设计专门的查体模块。查体模块须记录患者阳性体征和必要的阴性体征。建立各专科电子病历查体模板不仅可以提高查体的效率，也可以避免查体项目上的遗漏。

6. 辅助检查 该模块需记录与本次就诊相关的辅助检查。可采用信息化手段、互联网技术抓取患者在本院本科的相关辅助检查检验结果，并自动引用；也可采取互联网技术抓取患者在外院的相关辅助检查检验结果，对患者在本院的治疗提供有效、准确的医疗信息，方便医生做出临床决策。有条件的医疗机构，可以根据专科需求和疾病特点，将患者既往的关键辅助检查结果和指标（包括外院的检查结果通过 OCR 技术识别并上传）形成可视化的时间轴或趋势图，方便医生更直观、更清晰的了解患者的病情变化，省去大量翻阅既往辅助检查检验结果所耗费的时间。

7. 处理 处理与诊断相关。包括所开各种辅助检查项目；药品名称、剂量、总量、用法（详见本章第二节"处方开具及实时审方系统"）；建议休息的时间及复诊时间（详见本章第五节"医学证明文书的开具规则设定"）；向患者交代的重要注意事项；患者拒绝诊疗措施，应写明，并请患者（或家属）签字为证，如患者拒绝签字，应当注明，一些医院已经开始试行患者的电子签名。

8. 诊断　门诊是医疗机构"患者流量"的最大入口，在一家医院每年几十万、上百万门诊量的背景下，医生规范、精准地填写门诊诊断，不仅是对患者负责，提高诊疗质量，还可以帮助医院管理者掌握门诊患者疾病谱，为医院学科发展、调整门诊服务结构、持续改进服务质量提供参考，并助力医院高质量发展。

诊断模块中，诊断用语应规范，应根据医院实际及时更新 ICD 编码，同时尽量与住院编码保持一致；对待查的患者病历应列出可能性较大的诊断。

9. 签名　医生签名模块中，一般使用医生手写签名（并盖处方章）或使用医生 CA 认证的电子签名。有条件的医疗机构电子病历系统可以使用电子签名进行身份认证，可靠的电子签名与手写签名或盖章具有同等的法律效力。

二、 门诊病历质控系统

医院全面使用门诊电子病历后，还可实现门诊病历全过程质量管理，传统的人工门诊质控督查将由信息化门诊病历质控所替代。通过智能化平台建设，开发并完善门诊电子病历监控逻辑与规则，能有效提高门诊病历质量，形成有效的事前、事中、事后的全过程质量管理。同时，也大大减轻了门诊管理部门督查的人力负担，提高了工作效率。

（一）及时性

根据《病历书写基本规范》要求，门（急）诊病历记录应当由接诊医生在患者就诊时及时完成。该标准强调了门诊病历记录的及时性。何为"及时"？即患者在诊室内完成就诊后即可完成。针对门诊病历记录及时性的质控，可采用门诊相关工作人员现场督查和病历质控后台监控两种形式。现场督查主要用于医生采用传统手写病历的形式，工作人员可在门诊现场通过调取患者手中病历手册的形式，抽样监督医生是否及时完成病历记录。信息后台监控可用抓取患者接诊时间、完成患者病历记录时间节点的形式进行数据比对和监控，可以实现所有门诊病历的监督监控。

（二）准确性

门诊病历记录准确性主要体现在患者主诉准确（一般不超过 20 字）、诊断准确（规范诊断库）、病史记录准确（规范医学用语）等。门诊管理部门可定期组织院内外专家，对医生记录的门诊病历进行现场督查、回顾性督查，确保门诊病历记录的准确性。其中诊断准确性可通过国际疾病分类（international classification of diseases，ICD）进行标化定义，为医生提供模糊查询功能。

（三）规范性

门诊病历记录应当使用中文，通用的外文缩写，无正式中文译名的症状、体征、疾病名称等可以使用外文。规范使用医学术语，文字工整，字迹清晰，表述准确，语句通顺，标点正确。已完成录入打印并签名的病历不得修改。

电子病历质控系统设计应对病历记录的逻辑性、度量单位、医学用语等自动判断，并提出警示，甚至可拒绝保存，实现"拦截"功能。比如对男性患者的病史记录出现"卵巢""月经"等女性患者专有医学词汇；年龄＞60 岁的或者年龄＜8 岁的出现"月经史"等情况提出警示和拦截。

（四）清晰性

传统的手写病历经常存在医生记录字迹潦草、难以辨认等情况。传统病历要求记录过程中出现错字时，应当用双线划在错字上，保留原记录清楚、可辨，并注明修改时间，修改人签名。不得采用刮、粘、涂等方法掩盖或去除原来的字迹。而电子病历记录与应用则能完全改变这一现状，只是多了病历打印环节。因此要求，医疗机构打印病历应当统一纸张、字体、字号及排版格式。打印字迹应清楚易认，符合病历保存期限和复印的要求。

（五）完整性

门诊电子病历的完整性体现在内容上的完整，包括：一般项目、主诉、现病史、既往史、体格检查、辅助检查、处理、诊断、签名（医生签名和特殊情况下患者签名）等内容。门诊电子病历可建立结构化、规范化模板，当记录内容出现缺项时，通过信息拦截的方式无法生成电子病历或打印，以提醒医生完整记录病历。当医院信息化建设不具备 CA 电子签名认证的条件时，打印病历应当由相应医务人员手写签名。

第二节　处方开具及实时审方系统

　　处方开具是医生门诊诊疗行为中最重要的行为之一，一套高效、便捷、流畅的处方开具系统有助于帮助医生高效、安全、便捷地完成门诊接诊，同时规范处方管理，提高处方质量，促进合理用药，保障医疗安全。一般适用医院的处方形式主要是纸质处方和电子处方。根据《处方管理办法》，门诊处方应符合以下要求。

一、　门诊处方权的获取与管理

　　根据《处方管理办法》规定，经注册的执业医师在执业地点取得相应的处方权。医师是指依法取得医师资格，经注册在医疗卫生机构中执业的专业医务人员。根据《执业医师法》规定，未注册取得医师执业证书，不得从事医师执业活动。医师经注册后，可以在医疗卫生机构中按照注册的执业地点、执业类别、执业范围执业，从事相应的医疗卫生服务。

　　在医院门诊实际工作中，临床医生能否获得处方权限，获得哪类药品的处方权限、哪些级别药品的处方权限，取决于该医生所在岗位、专业技术职称、相关执业类别和执业范围等。例如，我国抗生素使用分为 3 级，非限制使用级、限制使用级与特殊使用级。不同职称的医生可授予不同级别的抗菌药物处方权。只有具有高级专业技术职务任职资格的医生，才能取得特殊使用级抗菌药物的处方权，而且特殊使用级抗菌药物不得在门诊使用。

　　医院管理部门对医生门诊处方权的管理，主要体现在门诊医生工作站中医生的药品权限管理，即从以前"管好医生的一支笔（开具处方）"，到如今在门诊医生工作站中"管好医生的鼠标"（授予相应权限）。通过门诊医生工作站中信息后台进行规则设置，可以精准地将处方权限与医生专业技术职称进行绑定，并实现"事前管理（授权）、事中拦截（不合理处方）、事后追溯"的动态、全程管理。

二、 电子处方开具规则

无论是纸质处方还是电子处方，都必须遵循《处方管理规定》的要求，处方信息系统尤其需要在处方支持和控制两个方面引导医生规范、正确、高效开具处方。处方支持方面，系统应支持患者历史处方浏览与引用；该系统一般还有一个医学常用诊断、常用药品知识库，以便医生随时查阅。控制管理方面则多由具体规则组成，包括药物过敏信息的提示与禁止控制、高危药品使用自动提醒与控制等，处方管理控制的核心目标是确保用药安全。

电子处方开具系统开发过程中必须研读《处方管理规定》中各项要求，把单位剂量、应用规则、逻辑关系等相关要求在系统中明确体现，这需要进行相应顶层设计和规则设定。通过电子处方开具系统的使用，能保证每张打印处方的字迹清楚，其中诊断、药名、剂量、规格、用法清晰；药师能清楚的核对每张处方。患者根据用药记录单准确地服用药物，避免发生用药差错。电子处方开具系统不仅能规范医生的医疗行为，排除无指征用药、超疗程用药、越级用药的发生，还能有效控制医疗成本，防止不合理、不规范用药的发生。

三、 临床药师审方系统

根据《处方管理办法》规定，医院的药学专业人员即临床药师，应认真审核医生开具的处方，准确调配药品，向患者交付处方药品时，应当对患者进行用药指导。随着医院门诊业务量的不断增长，每天门诊开具的处方成千上万，为保证每一张处方都规范、准确、合理，医院需要配备大量的药师人力资源。而在日常医疗活动过程中，是人就难免会犯错，导致发生用药差错。为规范医院处方、门诊医嘱的审核工作，促进合理用药、安全用药、经济用药，保证医疗质量与安全，减轻临床药师工作负荷，把一些规则判定与审核交给信息系统去完成审核、拦截。医院应建设临床药师审方系统，实现临床药师实时干预、审查医生的门诊处方。通过审方软件中的药品知识库，完成对医生处方的自动审核与人工审核，及时发现不合格、不合理处方。

临床药师审方系统主要针对医生处方的安全性、规范性、合理性进行审核，审方的依据主要包括药品说明书、药品配伍禁忌及处方管理规范等，审核项目主要包括诊断与用药是否相符、剂量是否合理、联合用药是否合理、给药频次是否合理、给药途径是否合理、静脉注射药品滴速是否合理、是否有重复给药现象、是否有潜在的药物相互作用和配伍禁忌、溶媒选择及浓度的选择等方面，并做到"硬拦截"与"提醒告知"两种方式对不合理处方进行实时干预。

通过临床药师审方系统，可以在一定程度上拦截医生在门诊开出的不合规、不合理处方，提高药师审方的工作效率，对处方及医嘱进行及时干预和追溯调查，减少门诊不合理处方，提高门诊处方质量，保证了门诊医疗质量与安全。

第三节　门诊各类检验、检查及治疗申请的开具及主要规则

在门诊，患者不仅到诊室看医生，其实还有大量检验、检查及治疗等操作。检验、检查大致可分为检验类，如血常规、尿常规、便常规等；辅助检查类，如X线、CT、MRI、B超、心电图等，还包括各种操作类检查，如内镜、PICC、活检、皮试等。门诊还有各类治疗，如康复理疗、针灸治疗、激光治疗、门诊手术、静脉输液治疗等。从检查时间上可分为当日完成类（如一般抽血化验项目）、预约类、特殊准备类（如血糖检验项目需要患者空腹、内镜检查需要患者提前完成肠道准备、增强CT需要医务人员完成造影剂注射等）。

针对检验类检查项目，需要整合医院所有的检验类实验室资源，并对检验类项目进行分类汇总，制订医院、科室或个人套餐，便于医生选择，提高工作效率。如血常规、便常规、风湿免疫类、感染标志物、肝肾功能等。

针对各类检查项目，需要整合医院所有的检查项目与各类检查设备资源，及相关人力资源，检查项目特殊要求等，统筹考虑，分类分项设定各项检查每日总量，以供门诊医生或预约中心工作人员方便申请。同时引导患者错峰错时到院检查，避免与其他患者时间冲突，造成现场人群聚集。医院可根据单位项目的当日总时长、平均每项/每人检查完成时间，对预约额度进行"影院式"选座设计。门诊各类治疗设置思路与检查项目基本相同。

第四节　精麻病历及处方电子化

精神类与麻醉类药品（简称精麻药品）直接作用于人的中枢神经系统，使人产生强烈的依赖性，一旦停用，使用者会产生多种不良反应。精麻药品的滥用会严重危害人的身心健康。为加强麻醉药品和精神药品的管理，保证麻醉药品和精神药品的合法、安全、合理使用，医院应建立精麻药品专用病历，严格规范精麻药品处方开具，并做好监管。电子化的精麻病历和处方能够保障所有涉及精麻药品全流程管理的规范性、安全性和可追溯性，保证管理有痕，管理有据，防止精麻药品被滥开、滥用的风险。

这里所指的精麻药品，是指列入麻醉药品目录、精神药品目录的药品和其他物质。其中精神药品分为第 1 类精神药品和第 2 类精神药品。《麻醉药品和精神药品管理条例》规定，医院的执业医师需进行有关麻醉药品和精神药品使用知识的培训、考核，经考核合格的，授予麻醉药品和第 1 类精神药品处方资格。执业医师取得麻醉药品和第 1 类精神药品的处方资格后，方可在本医疗机构开具麻醉药品和第 1 类精神药品处方，但不得为自己开具该种处方。同时，精麻药品处方开具包括品名、用法、用量，使用过的安瓿瓶等的回收都有严格规定。

《处方管理办法》还规定，门（急）诊癌症疼痛患者和中、重度慢性疼痛患者需长期使用麻醉药品和第一类精神药品的，首诊医生应当亲自诊查患者，建立相应的专用病历，要求其签署《知情同意书》，并由门诊管理部门统一保存。因此传统上这类患者每次就诊前需要先到门诊管理部门拿取精麻病历，就诊结束后还要再交回门诊管理部门，繁琐不便。为此，不少医院专门开发了精麻电子病历模块与处方管理模块相联通，门诊部设专人管理，通过审核认定与效期管理的模式，在严格规范管理的同时实现患者如其他疾病一样正常就诊，无需再到门诊部拿取/送回专门病历。医生首次开出精麻处方，患者需先到门诊部提交相应材料，由门诊部审核通过，系统生成专门精麻病历，之后有效期内（多为3个月）患者无需再到门诊管理部门，正常就诊即可开具。但是，假如系统中没有上次医生开具、患者使用后的废贴剂、安瓿瓶等已回收信息，患者将无法取得本次新开具的精麻药品。患者需在领药前先把上次的废贴剂、安瓿瓶等交回药房窗口，由工作人员在系统中登记后系统才会开放新精麻处方药品的发放。

第五节　医学证明文书的开具规则设定

出具医学证明文书是医生门诊出诊过程中的医疗行为之一，一般在患者完成整个门诊就诊过程后出具。门诊涉及的医学证明文书主要包括：疾病证明书、请假单、大病医保证明书等。部分医院将疾病证明书与疾病病假建议书整合为统一模板，更加方便、便捷。《执业医师法》规定，医师实施医疗、预防、保健措施,签署有关医学证明文件，必须亲自诊查、调查，并按照规定及时填写医学文书,不得隐匿、伪造或者销毁医学文书及有关资料。医师不得出具虚假医学证明文件以及与自己执业范围无关或者与执业类别不相符的医学证明文件。

一、 疾病证明书模块与开具规则

疾病证明文书一般用于患者保险索赔、申请休学、残疾鉴定等用途，是重要的医学证明文书资料，具有一定法律效力。疾病证明书一般应由具有主治医师及以上职称，在本院注册的执业医师开具。医生要在执业类别和执业范围内，根据患者的临床主诉、查体、辅助检查结果，规范、准确、客观地出具疾病证明书。疾病证明文书模块可嵌入门诊医生工作站，主要内容包括：患者基本信息（姓名、性别、年龄、身份证号/证件号）、诊断依据（包括临床主诉、体格检查、辅助检查结果等）、诊断、医生签章、落款日期。

疾病证明书一般在患者完成本次门诊诊疗行为后由临床医生开具，诊室打印或交由护士台、便民服务中心统一打印，由相关工作人员进行审核并加盖医院专门印章后生效。而使用电子疾病证明书可以替代手工开具的疾病证明书，既节省了医生时间，又规范了记录格式，同时还方便管理部门的监管，使出具的疾病证明书更加规范、严谨，避免了遗漏、字迹潦草、模糊不清等情况。

二、 疾病病假建议书模块与开具规则

疾病病假建议书一般用于职工、学生提交申请病休、请假等用途。医生要在执业类别和执业范围内根据患者的临床主诉、查体、辅助检查结果，准确、全面、客观地出具疾病病假建议书。疾病病假建议书模块可嵌入门诊医生工作站，主要内容包括：患者基本信息（姓名、性别、年龄、身份证号/证件号）、诊断、建议病休假天数、开始日期（以半天计）、结束日期（以半天计）、医生签章、落款日期（图7-1）。门诊开具病休假时间原则上不超过1周，慢性病不超过2周，特殊情况不超过1个月。疾病病假建议书只证明患者疾病和诊断是否需要病休假以及时间或医疗建议，供患者用人单位、所在学校参考，不得出现"疗养""免夜班"等非临床医学治疗内容，不应提及与医疗不相关的其他处理意见。

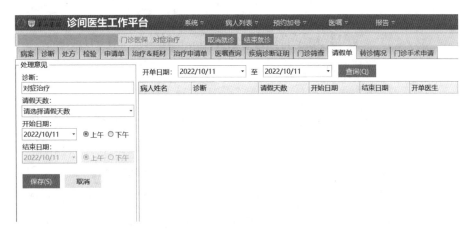

图 7-1　门诊医生工作站疾病病假建议书（请假单）开单界面

职业病、精神病、传染病的专科疾病患者的疾病病假建议书必须由相应的专科或专科医院、定点医院出具。

病情处理意见书一般在患者完成本次门诊诊疗行为后由临床医生开具，诊室打印或交由护士台、便民服务中心统一打印，由相关工作人员进行审核并加盖医院专门印章后成效（图 7-2）。医院应对病情处理意见书内容信息进行留存、登记、保存。

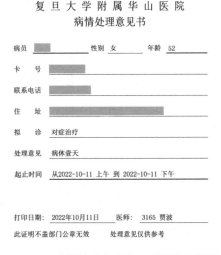

图 7-2　病情处理意见书（请假单）样张

第六节　复旦大学附属华山医院门诊电子病历系统 （案例分享）

当一位初诊患者出现了症状，希望到医院进一步诊治的时候，首先面临的问题就是"不知道是什么病，不知道看什么科，不知道看这个科的哪位医生"，即"知症不知病、知病不知科、找不对医生"。随着现代医学的发展和亚专业学科的细分，越来越多的二级学科、三级学科乃至四级学科，开设专科门诊作为接诊患者的"入口"。例如，臂丛损伤在一些医院需要挂"骨科"号，而在个别医院则是挂"手外科"号。在普外科的分类下，细分胃肠外科、肝胆外科、胰腺外科、甲状腺乳腺外科等。同时，越来越多以疾病（或患者）为中心的诊疗模式也应运而生，例如，淋巴瘤 MDT、神经肿瘤 MDT、肝胆肿瘤 MDT、痉挛状态疾病 MDT 等。在传统的现场分诊场景中，患者只有到了医院现场，通过门诊护士的预检分诊才能明确到底归属哪个科的疾病。面对患者的这些困惑和诉求，利用人工智能、互联网等技术，基于移动或者自助终端的智能分诊导诊系统就显得十分重要；此举不仅能以结构化智能症状问答或分析病史信息等方式为患者门诊预约就医推荐匹配的科室和专家，还能提高患者的就诊效率，避免来回奔波医院的舟车劳顿；帮助患者"精准预约"到最优的科室和专家。

当一位门诊患者预约挂号或预检挂号后，进入诊室医生接诊后首先要询问的是患者的症状，并形成一份"主诉"。初诊患者的病史采集比复诊患者更耗费时间，医生要详细询问主诉、现病史、既往史、家族史、用药史等情况之外，还要大量翻阅患者既往（包括外院）的辅助检查检验资料。这样就导致真正留给医患之间关于病情沟通交流的时间就非常少。世界卫生组织曾有一项调查发现，当患者诉说病情时，平均 18 秒钟就被医生打断了。为了提高诊间医生接诊的效率，把时间真正"还给"医患之间的交流，通过 AI 预问诊的形式，让患者预先在客户终端自助填写包括症状、现病史、既往史等在内的"病史"，形成结构化的门诊电子病历就显得尤为重要。

从门诊实践中可以看到，结构化、模块化的预问诊，帮助医生在有限的问诊时间中，可以更加全面的了解病史、更加完整地记录病史，为患者全方位的诊疗提供了扎实的问诊基础；同时，完整的问诊病史也为临床科研提供了翔实的数据基础（图7-3）。

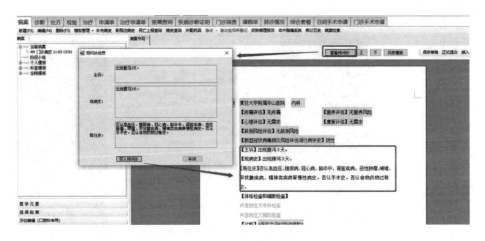

图7-3　电子病历系统预问诊病史读取

门诊电子病历是门诊数据互联互通、医疗管理与环节质控的重要基础。为加强门诊就诊数据的完整性、患者就诊数据的互通性，复旦大学附属华山医院持续开展门诊电子病史相关流程改进，不断提升门诊电子病史记录率与门诊数据完整性。医院门诊电子病历建设重点主要包括了结构化电子病历、电子申请单及医生电子签章等。

一、 结构化电子病历模板

门诊电子病历的功能中，便捷化输入为重点功能模块之一，通常考虑设置病种模板、常用医学句库等。医院采用结构化的电子病历与专科模板相结合，将主诉、现病史、既往史、体格检查等必备项目结合专科特点，形成结构化的病历模板时对部分病历内容字段的采集与外置设备/数据联动（如结构化问卷的引用、检查结果的诊间调取等），达到智慧化的门诊电子模板（图7－4）。同时帮助医生更加高效的完成门诊电子病历的录入。

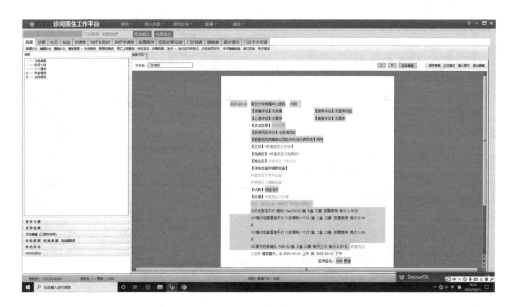

图7－4　结构化电子病历模板

二、电子申请文书

　　电子申请文书为门诊医生工作站的重要模块之一，除了在整体门诊数字化便捷就医过程及医疗环节质控中发挥重要功能之外，同时是结构化门诊电子病历的必备功能。检查、检验的电子申请流程为门诊电子病历的结构化记录及结果的联动提取提供了可能，电子申请文书（包括电子病假单、疾病证明等）通过电子方式的留存，为记录与查证提供了可能（图7－5）。因此电子申请文书进一步促进门诊电子病历的便捷书写与规范，为实现医疗信息无纸化提供了重要基础。

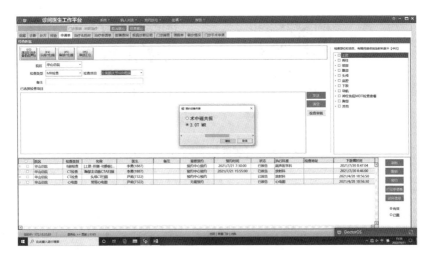

图 7 - 5 电子申请单界面

三、 电子签章

CA（certificate authority）签章，是指由国家认可的权威、可信、公正的第三方机构颁发的数字证书，用于在网络上证明自身身份。通过 CA 签章与电子病历的结合目前已经成为病历无纸化安全、可行、有效的病历管理模式。

医院互联网医院电子病历与线下门诊电子病历均采用 CA 签章模式进行电子病历签名，所有电子病历内容与签章对应保存于医院本地服务器，提供草稿与提交两种状态，以提交为确认时间节点，为门诊电子病历的归档与保存提供新的可能。

（邱智渊 严心远）

复旦大学附属中山医院　　　　复旦大学附属肿瘤医院

扫一扫，了解更多操作细节与技巧

第八章　智慧化、精准化健康教育

没有人民健康，就没有全民小康，"健康中国"已经上升为国家战略。中共中央、国务院 2016 年 10 月印发的《"健康中国 2030"规划纲要》（简称《纲要》）为卫生健康事业指明了方向。《纲要》明确指出：推进健康中国建设，是全面建成小康社会、基本实现社会主义现代化的重要基础，是全面提升中华民族健康素质、实现人民健康与经济社会协调发展的国家战略，是积极参与全球健康治理、履行 2030 年可持续发展议程国际承诺的重大举措。

那么，"健康中国"的国家战略如何实现呢？《纲要》明确指出：要以提高人民健康水平为核心，以体制机制改革创新为动力，将健康融入所有政策，普及健康生活，加强健康教育，提高全民健康素养；必须确立"大卫生、大健康"的工作理念，坚持预防为主、防治结合的原则，围绕疾病预防和健康促进两大核心，促进"以治病为中心"向"以人民健康为中心"转变，政府、社会、个人协同推进，建立健全全民健康教育体系，努力使群众不生病、少生病，提高民众健康水平；针对重大疾病和一些突出问题，聚焦重点人群，实施 15 个重大专项行动，包括健康知识普及、控烟、心理健康促进、心脑血管疾病防治、癌症防治等。

2015 年卫生部公布的全国公民健康素养调查结果显示，我国居民的健康素养水平仅有 10.25％，仍处于较低水平。居民的健康素养直接反映出居民对健康领域的了解程度。目前我国居民中，慢性病的患病率呈现上升趋势，潜在慢性病患者众多。如果居民在日常生活中能够运用自己的健康知识，养成健康的生活习惯，将会降低慢性病的发病率。对于已经患慢性病（如高血压病、糖尿病等）的居民，如果患者能够有健康的生活方式，并且学会疾病的自我健康管理，遵医嘱按时按量服用正确的药物，疾病会有很好的缓解。能够提高居民健康素养的"杀手锏"就是健康教育。

根据中国科协科普部、百度数据研究中心、中国科普研究所联合公布的《中国网民科普需求搜索行为报告（2016 年度报告）》显示，健康及医疗居于中国人群科普需求的首位，占总体科普需求的 53.78%。健康教育是满足广大人民群众健康及医疗科普需求、提升民众健康素养的最重要途径。为此，我们迫切需要进一步健全覆盖全民的健康教育体系，规范健康传播市场，以实际行动落实习总书记提出的"从治病为中心"转向"以人民健康为中心"，以满足人民群众全生命周期、多层次、多渠道的健康科普需求。

国外一些发达国家在健康促进方面的做法为我们提供了一定的参考。自 20世纪七八十年代以来，健康教育为各国政府高度重视，各国纷纷成立专门的机构从事健康促进工作，其中医院是重要的参与机构之一。

医疗机构的健康教育体系是全民健康教育体系中非常重要的一部分。医疗机构的健康教育能够对全人群及患者的预防、治疗、康复起到关键性的指导作用，在改善患者行为、提高患者依从性方面发挥积极的作用，也是构建和谐医患关系、提升患者满意度的重要手段。2019 年《国务院办公厅关于印发健康中国行动组织实施和考核方案的通知》中明确提出"建立医疗机构和医务人员开展健康教育和健康促进的绩效考核机制"。因此，积极倡导健康的生活方式，提高民众对常见病、多发病的预防保健知识，宣传普及先进的诊疗方法和新进展，是公立医院应该承担的社会责任。

第一节　智慧化、精准化健康教育的特色和优势

健康教育是提升民众健康素养的重要途径，是医疗机构的重要职责之一。目前，健康教育已经纳入各级医疗机构门诊质量控制管理体系。在门诊，人们

可以看到各式各样的健康教育模式和类型：健康教育宣传栏、专门放置健康教育印刷品的资料架、专门的健康教育视频播放屏、各种健康讲座与咨询等。同时，随着"互联网＋"的兴起，许多医院门诊还利用微信公众号、抖音等新媒体平台定期推送健康科普内容。

客观地说，当前的门诊健康教育取得了一定的成效。摆放在诊区的科普资料需要经常补充，许多患者会主动拿取；线下的健康讲座每次都吸引不少听众；微信公众号定期推送的科普文章积累了一大批忠实的线上读者；等等。这些都在一定程度上传播科学的健康知识，有助于民众改变不良生活习惯、提升健康素养。

但是，这些健康教育模式也存在着很大的局限性，影响了健康教育的传播效率和效果。比如，时空局限，线下的讲座、教育资料等民众只能来到医院才能获取，获取健教知识的时间成本和经济成本大大增加。内容局限，受限于传播模式，资料架、宣传栏、公众号推文每次都只能是就每个具体的知识点展开，患者获取的多是知识片段，无法形成某一疾病的较完整知识体系，对具体疾病的预防与治疗较难起到实际指导作用。传播局限，当下的模式都是面向不特定对象的宣传。但是健康教育尤其是以疾病防治为主的健康教育其传播却有其特殊性。如果当期健康教育的内容与民众自身状况无关，民众大多不会点击，甚至有人可能会产生不满情绪。国内民众或多或少存在一种避讳心理，比如，自己或家人没有人罹患肿瘤，而公众号却推送了肿瘤防治文章，会有部分患者因为感到"晦气"而拒绝接收，甚至取消对公众号的关注。当然，对于那些自己或家人有特定疾病的患者，相应的健康教育文章就让他们如获至宝。这就造成了健康教育类公众号一个特殊的现象：健康教育文章推送之日，既是公众号粉丝增加最多之日，同时也是取消关注人数最多之日。我们必须找到一个方法，就是真正了解民众需求，精准推送当下民众最迫切需要的健康教育内容。这就是智慧化、精准化健康教育。

何为精准化健康教育？所谓精准化健康教育，是指根据每个人的个人特点、所患疾病情况推送相应健教内容，对被科普者进行最适合其个人的、最及时的健康教育。当然，门诊医生在诊室问诊过程中对患者进行的健康教育更加精准、权威和及时。但是，门诊看诊时间很短，医生不可能讲得详细且全面。因此，利用信息化手段，把患者亟需知道的疾病相关知识较为全面、系统地推送给患者，就是智慧化、精准化健康教育的核心要义。这一思路得到日益广泛的认可。 2019年，国家卫健委出台了《医院智慧服务分级评估标准体系（试行）》，其中对医院的"健康教育"工作设定了6个级别的标准。具体如表8-1。

表8-1　医院智慧服务分级评估健康教育部分具体要求

序号	类别	业务项目	等级	是否为基本项	系统功能评估内容
14	全程服务	健康宣教要点：医院对患者及家属提供健康教育的功能	0	否	无健康宣教系统
			1	否	在医院公共区域，为患者及家属提供医学健康教育的宣传视频
			2	是	患者可通过自助设备查询医学知识
			3	否	（1）患者可使用自有移动设备及 PC 设备查看医学知识 （2）患者及家属可在移动端查询就诊注意事项和宣教内容 （3）不同途径查询的相同医学知识内容应保持一致
			4	是	（1）患者可使用自有移动设备及 PC 设备进行风险评估，评估结果可反馈至医院系统存储 （2）可根据患者病历资料自动完成风险评估，并将结果推送给患者或者监护人
			5	是	根据患者健康记录、监测信息、病情变化，有针对性地推送医学知识

其中，第5级，也是最高一级标准就体现了鲜明的智慧化、精准化健康教育的特色。

目前国内已有少数医院以医院微信服务号或医院手机 APP 等新媒体平台为依托，开展了这种类似"私人订制"式的精准化健康教育尝试，并且收到了良好效果。复旦大学附属中山医院于 2021 年 6 月起，着手在口腔科、整形外科两个科室患者中进行精准健康教育的试点，向 3 个月内通过门诊服务微信号预约就诊过的患者根据预约记录精准推送预约科室的相关科普文章。通过后台分析，精准健康教育推送的消息送达阅读率、阅读完成率等数据，均远高于普通的健康教育推送，具有显著的差异性。 2022 年，中山医院进一步扩大推送范围至心内科、骨科等科室患者。随着实践的深入，我们逐渐意识到，智慧化、精准化健康教育是一个系统工程，必须要建立一个完善的健康教育体系，这一系统不仅需要包含一个系统化的健康教育知识库、一个精准化健康教育推送平台、一套较为合情合理的推送规则库；还需要打通该系统与门诊预约系统、门诊医生工作站等的联系，及时采集患者准确信息，并根据相关规则自动从健康教育知识库中筛选相关内容精准推送至患者接收平台（微信公众号或 APP）。打通各子系统之间的联系主要是互联网专业技术人员的工作，门诊管理者则必须在健康教育知识库、推送规则库以及微信公众号等患者接收平台 3 个方面投入精力和智慧。

智慧化时代让我们有可能建设信息化患者服务平台，为患者提供更多服务，这同时也是精准化健康教育平台，无需单独另外建设，统一的入口更方便患者。当下医院的信息化患者服务平台以微信公众号、视频号及抖音号、医院 APP 为主，我们接下来所讲的精准化健康教育推送患者接收端，也主要指这些平台。

第二节 健康教育知识库建设

在医疗机构，医务人员掌握系统、科学的医学知识，是健康教育的主体。但是，长期以来，我国各类医务人员临床工作繁忙，较少有人员主动参与健康教育传播工作。因此，建设健康教育知识库，首先要做的就是调动全体医务人员的积极性。我们注意到，随着健康中国战略的持续推进，健康教育与健康科普在国家政策层面获得空前重视，越来越多的医务人员开始投身到健康教育中来。很多业务科室甚至医生个人纷纷建立自己的微信公众号、视频号等开展健康教育。据不完全统计， 2022 年注册为复旦大学附属中山医院××科的微信公众已达 32 个，还有几十位医生个人注册了抖音号、微信视频号等，有几位已有数十万粉丝，成为"网红医生"。这是令人欣喜的现象。但是，总体上说，参与的医务人员还是不够多，对社会民众的影响力还有待进一步提升。从健康教育内容上看，比较分散、零乱和重复，缺乏系统性、统一性和针对性。且微信公众号、视频号、抖音等平台对于患者的身体健康状况、实际科普需求了解较少，收集患者信息的方法有限，背后的算法给注册用户推送的是广谱的健康科普视频或科普达人，不够精准、科学，在一定程度上也影响了民众健康素养的进一步提升。加上养生市场、隐形推销等乱象丛生，对用户存在诱导需求，民众又缺乏辨别健康知识真伪的能力。为此，我们亟须卫生行政主管部门牵头组织，各专业医疗机构、各级健康教育研究所等共同参与，有计划、有组织、成体系地构建起权威、统一的"健康教育知识库"（以下简称知识库）。

一、健康教育资料的生产或收集

知识库最基础的就是要有大量的健康教育作品，这是精准健康教育的前提。但是，这些作品如何产生呢？我们在探索中发现，争取科主任的支持，从患者人群最多的病种开始，组织科室医生分别撰写和制作，是一种较好的生产模式，但是这一模式面对庞大的知识库无疑杯水车薪。及时收集已有的权威内容或许是较好的方法。

（一）健康教育文献遴选范围（即内容）的确定

健康教育所需要的资料，应该是一些通俗易懂的科普性文献。医学科普期刊应该是重要的资料来源，如《科学养生》《心理与健康》等期刊，《健康文摘报》等报纸，也可以到"健康报网"等专业官方网站上收集筛选信息，重点收集在全国具有较高权威的健康教育专家撰写的科普文章与讲座内容。当然要妥善处理好版权、著作权等问题。

（二）资源数据库的选择

目前收录信息较全的医学期刊数据库主要有："万方数据"、清华同方的"中国医学图书馆（CNKI）""维普医药信息系统"与"博看期刊"等。绝大多数专业医药类杂志（包括医学类科普杂志）基本上被收录在这几个期刊数据库中，通过这几个数据库查找医学期刊文章省时省力。为了保证知识的科学性和创新性，最好能请相应专业医务人员进行审核。

（三）组织团队进行原创性创作

对于少数具备健康教育人才和资源条件的大型医疗机构或健康教育研究所，可以组织本机构内或系统内的权威专家团队，集体撰写、创作原创性的科普资料或视频。经文献检索，目前上海市健康促进中心依托市级健康科普专家库建设科普资源库，并建立了一个新媒体平台——上海健康科普资源库（昵称"沪小康"），它会经常发布权威的健康科普信息。中山医院也邀请院内部分科室主任牵头，组织科内医生就本科特色优势专科及常见病种开展健康教育文章撰写，同时还在文末附上了作者介绍及门诊时间。从患者反馈来看，这样具有鲜明医院和医生特点的健康教育文章非常受欢迎。

二、 知识库作品内容创作与筛选的基本原则

知识库作品可以采用图文、音频、视频等多种形式，从内容上它应该是由总到分涵盖当下主要病种，并且包括疾病的预防、治疗、康复、生活指导等各个方面。但是，不论哪种形式和内容，它们共同的接受对象是不具备医学专业知识的普通民众，在知识的科学性、客观性的基础上，通俗性、趣味性是健康教育作品的基本风格，同时，考虑到篇幅等问题，可能一个作品只能适合某一类特定人群，我们在创作或收集作品的过程中，还要注意尽可能完整收集各种情况。

（一）科学性

在资料收集筛选时，应该把握资料来源渠道的公信度。根据资料发布者、刊登资料杂志、网站权威性来确认所收集资料的科学性。即应该收集权威专家把关、公信度较高、专业性较强的杂志，官方专业网站上刊登的信息，并从中按需筛选。对那些没有把握确认其准确性、科学性的资料宁可不收录。

（二）客观性

资料收集整理人员要根据自己所掌握的专业知识与基本常识来判定所收集资料的客观性，所收集资料要进行集体讨论研究，决定其取舍。

（三）时效性

对有时效性资料的筛选，应该采信最新内容、最新观点，不用旧资料。尤其在知识库已经相对完整的情况下，定时审阅、更新知识库已有内容必须列入常规工作，确保知识库资料始终反映最新科技发展成果。

（四）通俗性

由于广大民众对专业医学知识理解有限，对专业医学术语也了解不够，这就决定知识库主要内容要做到简明扼要、通俗易懂，贴近人们日常生活。

（五）趣味性

组织健康教育资料时，应该图文并茂，以图、文、声、影等多种形式并存的方法组织资料，还可将知识寓于故事情节之中，以动漫短片的形式来引导民众去学习，并查阅相关知识。这样才能更好地发挥知识库的效能，达到全民健康教育的目的。

（六）系统性

知识库中的每一模块健康科普资料，要确保内容的系统性，让民众通过多次的精准学习可以建立较为全面的健康知识体系，从而提升健康素养。例如高血压模块，科普资料需要囊括什么是高血压、如何预防、早筛早诊早治、降压药使用规范、血压日常监测、常见误区、生活方式等，让每一个病种的健康科普体系都更加完整。

（七）完整性

整个知识库的体例要尽量完整，覆盖不同年龄段（新生儿、幼儿、少年、青年、中年、老年和特殊人群，如孕产妇）、不同性别、不同健康状况（健康、亚健康、患病）、疾病不同阶段（早期筛查、科学就医、及时诊断、长期随访）等，并涵盖健康生活方式、求医问药攻略。可以按照以上体例建立分级目录，直观清晰，且要有文字资料、影像资料形式的下一级分类。

三、 知识库资料的分类存储与标签管理

如何才能从海量的知识库中找到某位患者真正需要的健康科普内容并推送给患者呢？这就需要对知识库中每一个资料进行分类管理。最简洁的做法是标签法，为每一个健康教育资料打好系统可识别的标签。标签可以包括不同层次多种类型，第1层应该包括核心名词、资料编号等内容。核心名词就是该健康教育资料所讲述的对象。如一篇介绍糖尿病的科普文章，核心名词就是糖尿病。资料编号应有一定的规则，方便查找和系统按序推荐。一般可按照医学学科设置编号。如糖尿病应属于内科系统中内分泌科的诊治病种之一，编码系统可据此进行编码。除此之外，我们还可以从多个角度设置标签，如从年龄角度讲，可分为儿童、青年、老年，这意味着该健康教育资料的目标对象是某年龄段人群；从内容角度，还可细分预防、治疗、用药、康复、生活指导等小类型；随着工作地不断推进，真正实现精准化、个性化健康教育，需要设置的标签势必会越来越多。比如除了列出疾病标签外，还可以列出本作品是属于疾病预防、治疗还是生活指导的，以及适用人群，还可以列出作品时间、作者等。

总之，建设统一的健康教育知识库是开展精准化健康教育的工作基础，也是确保工作持续化和常态化的前提条件。当然，健康教育知识库的建设是一个漫长、不断完善和更新的过程。并不是一定要等知识库完全建成才能开展相关工作。事实上，绝大多数情况下都是边建设知识库边同步开展相关工作的。我们可以从某种疾病入手，建设该疾病的健康教育知识库，然后通过信息系统匹配患者诊断等信息，如果我们已建立该患者所患疾病的相关知识库，即可实现定向精准推送。

第三节　精准化健康教育推送规则设定

知识库已经有了部分内容，如何将这些内容精准推送给急切需要的患者，

精准化健康教育的推送规则必不可少。

一、 匹配原则

精准推送前提是知晓患者需求。要实现这一目标，系统首先要能够准确提取患者需求。患者如果在医院有过预约、就诊等行为，那么健康教育系统就能够从相应系统中提取到较为全面的患者信息，包括年龄、性别、所患疾病（ICD编码）、就诊科室、用药、接诊医生等。然后与健康教育知识库标签系统内容自动匹配并推送。但是，这中间就有匹配规则设定的问题。一般应遵循关键内容优先原则。关于疾病的知识肯定是疾病类相关科普的关键内容。系统首先要进行的是第1层，关于疾病标签的匹配。在此基础上再去寻找有无更加契合的内容。例如，老年人高血压病的患病率较高，系统中优先匹配高血压这一标签，如果系统中还有关于老年人高血压防治方面的作品，则该作品的匹配度更高，推送时就直接向目标患者推送这个老年人高血压防治的作品。这样的匹配在理论上可以通过多个标签大幅提高精准性。例如，在区分年龄和疾病进行健康科普时，还可以考虑受众的更多个人特征，比如学历。学历高的人员，阅读能力相对高，可以适当地在作品中加入医学、健康领域的专业术语；而对于学历层次相对不高的人，"大白话"效果可能更好。

在相同匹配度的情况下，优先选择本院医务人员原创作品，在进行健康教育的同时，也树立了医生的专业形象，更方便患者就医。

如果民众没有到医院就诊过，也可以通过让患者自主选择关心的内容、喜爱的形式，确定推送的范围、推送的作品类型。

二、 健康教育的系统原则

为了保证健康教育效果，方便患者学习和掌握，健康教育作品一般篇幅较小，时长较短，所以一个作品大多只能讲一个关键点，多个作品才能构成一个疾病的完整健康教育知识体系。比如高血压病，可能一篇讲发病原理，一篇则是治疗原则，再来一篇科学用药，还有一篇生活指导等。这些都是患者需要的内容，都应该被推送。推送时可以通过先推送一篇，文末向患者预告下几期的内容，让患者自主选择是否继续接收。如果需要，则继续定向定点推送。这样有助于患者和民众系统掌握某个方面的健康知识。

三、 预测需求的原则

有些时候，患者并不知道医疗机构有哪些健康教育的服务内容，这就需要我们主动告知。比如举办健康讲座、临床试验的招募等。在开展精准健康教育之前，一般都是通过公众号发文，关注公众号的所有人都可看到。这对于不需要的患者来说，没有针对性。精准化健康教育就可以根据讲座内容、临床试验受试者入组要求，准确筛选患者再进行定向推送。这中间需要关注的是时限性，一般应选择最近 3 个月或半年内就诊或者预约的患者，如果期限设置得太长，则会影响推送的精准性。

有时，我们通过患者的某些信息也可以推测出其他的健康教育需求。比如某些骨折、脑梗患者可能会有康复治疗的需求，那就可以推送康复科相关功能恢复的健教作品。就诊生殖医学科的患者都渴望早日成为妈妈，可以推送妇产科有关孕期相关作品。这样的推送更应该建立在系统合理预测和契合患者正向期待的基础上，会收到很好的效果。

随着知识库的不断充实完善，系统也会根据具备条件设置更多推送规则以实现更加智慧化、精准化的健康教育。但是，这是一个漫长的过程。前期工作中无需求全责备，应该循序渐进。目前，中山医院的探索也仅仅实现了按照预约科室推送相应专科的健康教育内容，尚且没有做到按照疾病推送。但是，个性化、精准化推送是我们坚定不移追求的目标。

当前是健康教育工作有史以来最好的时代，政府从国家战略层面定位了健康教育；信息化时代让精准化、个性化健康教育成为现实。所有医务人员应当担负起这份天然的使命，共同为民众健康、为健康中国这一宏伟目标而奋斗。

第四节　复旦大学附属中山医院精准健康教育实践（案例分享）

为了开展更加契合民众需求的科普宣传，在医院智慧服务上跨前一步，2021 年 6 月起，复旦大学附属中山医院门诊部在国内率先试点实施精准化的健康教育，向口腔科、整形外科的患者进行精准科普推送。

具体实施中，依托"复旦大学附属中山医院门诊服务"微信公众号，以系统操作提醒的方式（如图 8-1）向 3 个月内通过门诊服务号预约就诊过口腔科、整形外科的患者推送所在科室的个性化医学科普知识。设定每周推送 2 期科普文章，其中，口腔科推送 13 期、整形外科推送 12 期，推送周期 1 个多月。

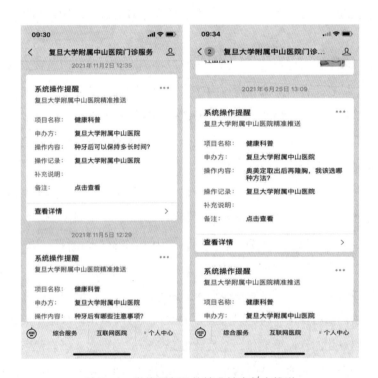

图 8-1　微信服务号的精准健康教育推送

通过后台数据分析，精准健康教育推送消息的送达阅读率、阅读完成率等数据，均远高于普通健康教育。送达 24 小时后，口腔科的平均阅读率 8.28％，整形外科的平均阅读率 7.20％，与当月公众号普通推送的平均阅读率 0.68％相比较，两者之间具有明显的差异性。

然而，这两个科室的患者通过门诊服务号预约人数较小，数据总量也相对小。为进一步研究精准推送的成效， 2022 年 8 月起，院方在慢性病患者基数更大的心内科推行精准化健康教育，且针对高血压病这一特定病种的患者，目前推送已在执行中。

以下是 2021 年 6 月推送的相关图片及数据（表 8‐2 ～ 表 8‐4）。

表 8‐2　口腔科精准健康教育的送达阅读情况（2021 年 6～7 月）

科室	推送文章	推送人数	推送日期	阅读量	送达阅读率（％）	统计日期
口腔科	导致牙齿缺失的常见原因有哪些？	906	2021-06-01	196	21.63	2021-06-02
口腔科	哪种情况牙齿保不住了需要拔除？	906	2021-06-04	137	15.12	2021-06-05
口腔科	牙齿缺失影响的可不只是美观	906	2021-06-08	108	11.92	2021-06-09
口腔科	教你选择适合自己的假牙修复法	906	2021-06-11	149	16.45	2021-06-12
口腔科	活动义齿的优缺点有哪些？	906	2021-06-15	42	4.64	2021-06-16
口腔科	牙齿都缺失后只能做全口假牙？	906	2021-06-18	42	4.64	2021-06-19
口腔科	烤瓷桥是什么？能修复缺失牙吗？	1 235	2021-06-21	82	6.64	2021-06-22
口腔科	种植牙的优缺点有哪些？	1 235	2021-06-25	62	5.02	2021-06-26
口腔科	牙齿缺失后的咬合重建	1 235	2021-06-29	65	5.26	2021-06-30
口腔科	拔牙后能马上种牙吗？	1 235	2021-07-02	59	4.78	2021-07-03
口腔科	种牙当天能马上就有牙吗？	1 235	2021-07-06	53	4.29	2021-07-07
口腔科	心血管疾病患者也能种牙	1 235	2021-07-09	27	2.19	2021-07-10
口腔科	糖尿病患者也能种牙	1 373	2021-07-13	69	5.03	2021-07-14

表 8-3　整形外科精准健康教育的送达阅读情况（2021 年 6～7 月）

科室	推送文章	推送人数	推送日期	阅读量	送达阅读率（%）	统计日期
整形外科	琳琅满目的注射填充材料，你了解多少？	251	2021-06-01	27	10.76	2021-06-02
整形外科	奥美定详解	251	2021-06-04	23	9.16	2021-06-05
整形外科	奥美定的危害是个潜移默化的过程	251	2021-06-08	22	8.76	2021-06-09
整形外科	注射奥美定后，为什么一定要尽早取出？	251	2021-06-11	14	5.58	2021-06-12
整形外科	奥美定取出后的隆胸和一般隆胸有什么不同？	251	2021-06-15	13	5.18	2021-06-16
整形外科	奥美定如何取出来？怎么避免二次伤害？	251	2021-06-18	11	4.38	2021-06-19
整形外科	奥美定取出后，还能再隆胸吗？	329	2021-06-21	42	12.77	2021-06-22
整形外科	奥美定取出后再隆胸，我该选哪种方法？	329	2021-06-25	17	5.17	2021-06-26
整形外科	奥美定取出和隆胸可以同时进行吗？	329	2021-06-29	9	2.74	2021-06-30
整形外科	乳房真的是越大越好看吗？	329	2021-07-02	33	10.03	2021-07-03
整形外科	聊聊假体隆胸	329	2021-07-06	12	3.65	2021-07-07
整形外科	假体隆胸的注意事项	329	2021-07-09	43	13.07	2021-07-10

表 8-4　普通健康教育的送达阅读情况（2021 年 6 月）

发表时间	内容标题	总阅读人数	送达人数	送达阅读率（%）
2021-06-02	健康科普丨不来月经的我，被医生诊断为 PCOS	2 479	296 118	0.88
2021-06-02	健康科普丨啥是失温？长跑中失温咋办？这几招能救命	1 438	296 118	0.47
2021-06-11	健康科普丨黄梅天，上海老人怎么办？	4 643	300 140	1.02
2021-06-11	健康科普丨七句话学高血压（七）：不吃药的降血压秘诀！	2 609	300 140	0.83

（续　表）

发表时间	内容标题	总阅读人数	送达人数	送达阅读率（%）
2021-06-11	健康科普｜怀疑动脉硬化怎么查？	1 423	300 140	0.49
2021-06-11	健康科普｜心脏植入术后到底能不能做核磁共振？	1 369	300 140	0.43
2021-06-11	健康科普｜端午将至——有胆有食	1 368	300 140	0.44
2021-06-11	健康科普｜携手护眼、关注普遍的眼健康	980	300 140	0.33
2021-06-11	献血日宣传｜捐献全血 or 成分血，有啥不一样？	672	300 140	0.23
2021-06-18	健康科普｜关于房事疼痛的那些事	4 364	302 364	1.50
2021-06-18	健康科普｜结直肠肿瘤筛查	3 644	302 364	1.25
2021-06-18	健康科普｜疼痛系列科普视频　第一集　认识疼痛	1 785	302 364	0.50
2021-06-18	健康科普｜基础护肤三部曲	1 636	302 364	0.56
2021-06-18	健康科普｜百姓药知道：止痛药别乱吃	1 535	302 364	0.52
2021-06-18	健康科普｜中山康复：利用 kegel 训练恢复盆底功能	984	302 364	0.34
2021-06-24	健康科普｜久坐伤身，可坐多久才算久坐？	3 999	297 669	1.22
2021-06-24	健康科普｜睡眠不好？教你如何快速入睡	3 330	297 669	1.09
2021-06-24	健康科普｜《肝脏有话说》第四集：都是神药惹的祸	2 619	297 669	0.91
2021-06-24	健康科普｜服用华法林在饮食上要注意什么？	1 705	297 669	0.59
2021-06-24	健康科普｜电子血压计 vs 水银柱血压计	1 716	297 669	0.51
2021-06-24	健康科普｜叒捕获穿错袜子患者——弹力袜，您穿对了吗？	1 387	297 669	0.47
2021-06-24	健康科普｜如何选择、佩戴口罩？看这篇就够了	1 140	297 669	0.38

此外，中山医院采用"患者分类标记"匹配"知识库标签"模式来设置智能管理员，即医生可在门诊和住院的电子病历系统中分类标记患者，微信推送

平台对接识别电子病历系统中的分类标记，并将患者分类标记与健康教育知识库标签进行匹配，后定期可向患者推送相应疾病的科普消息，为全面推行精准健康教育打下信息化基础（图8-2）。

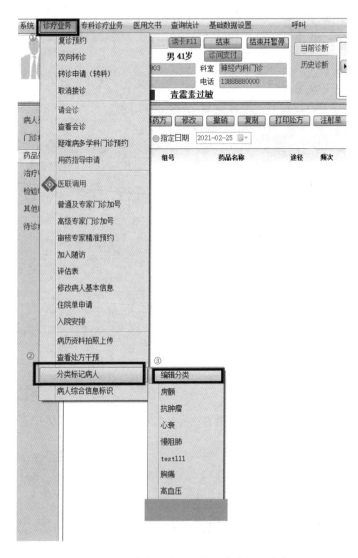

图8-2　门诊电子病历系统可分类标记患者

（陈惠芬）

复旦大学附属中山医院 复旦大学附属华山医院

扫一扫，了解更多操作细节与技巧

第九章　互联网医院

第一节　我国互联网医院发展简述

一、我国互联网医院大事记：有序推进，跨越发展

互联网对社会经济各个领域的渗透正日益加深，在促进产业转型升级、公共服务优化和社会管理效率提升等方面发挥着越来越重要的作用。2014 年 8 月，国家卫生与计划生育委员会下发《关于推进医疗机构远程医疗服务的意见》，明确医疗机构运用信息化技术，向医疗机构外的患者直接提供的诊疗服务，也属于远程医疗服务。同年 10 月，广东省网络医院在广东省第二人民医院正式上线启用。2015 年，国务院接连发布两项与医疗改革密切相关的文件，即《关于积极推进"互联网"行动的指导意见》和《关于推进分级诊疗制度建设的指导意见》，鼓励医疗机构发展基于互联网的医疗卫生服务，支持智能健康产品创新和应用，加快推进医疗卫生信息化建设，为形成"互联网＋"发展新格局奠定了基础。同年 12 月，微医集团有限公司和桐乡市政府合作，成立乌镇互联网医院。

2018 年 4 月，国务院办公厅发布了《关于促进"互联网＋医疗健康"发展的意见》，鼓励医疗机构应用互联网等信息技术拓展医疗服务空间和内容，构建覆盖诊前、诊中、诊后的线上线下一体化医疗服务模式，允许依托医疗机构发展互联网医院，医疗机构可以使用互联网医院作为第二名称，在实体医院基

础上，运用互联网技术提供安全适宜的医疗服务，允许在线开展部分常见病、慢性病复诊。同年 7 月，国家卫生健康委和国家中医药管理局组织制定的《互联网诊疗管理办法（试行）》《互联网医院管理办法（试行）》《远程医疗服务管理规范（试行）》 3 个文件正式出台，明确了互联网诊疗的定义、服务范围，服务机构和人员的基本要求，以及相关法律责任的承担。互联网医院作为在线医疗服务的重要提供主体逐渐从试点走向推广，我国互联网医疗的管理制度逐渐清晰规范。 2019 年 8 月，国家医保局印发《关于完善"互联网＋"医疗服务价格和医保支付政策的指导意见》，提出以"深化'放管服'、分类管理、鼓励创新、线上线下协调发展"为原则，支持"互联网＋"发挥积极作用。在价格项目管理、项目定价及医保支付等方面提出相应指导原则。

互联网医院具有突破时空限制的便捷特点，在发生重大突发公共卫生事件时优势明显。 2020 年 3 月国家卫生健康委印发《关于推进新冠肺炎疫情防控期间开展"互联网＋"医保服务的指导意见》，鼓励定点医药机构提供"不见面"购药服务，将符合条件的"互联网＋"医疗服务费用纳入医保支付范围。在疫情的催化下，互联网医院相关的医保支付、药品管理、财务管理等配套政策纷纷出台；医保电子凭证得以迅速上线并使用。互联网医院跨越式发展。预约挂号、在线咨询、复诊配药、健康管理等多种模式的"互联网＋"医疗服务成为互联网医院"标配"。互联网就医人次迅速增长。据公开报道， 2020 年 3 月，国家卫生健康委委属委管医院互联网诊疗人次同比增长了 17 倍，第三方的互联网诊疗咨询增长了 20 多倍。特别是线上处方流转增长了近 10 倍。截至 2021 年 6 月，我国互联网医院已超 1 600 家。

与此同时，服务监管也更加规范化。 2022 年 3 月国家卫生健康委员会办公厅和国家中医药局办公室联合制定并印发《互联网诊疗监管细则（试行）》，该细则覆盖了医疗机构、人员、业务、质量安全等方方面面的监管，并明确了监管责任。目前 30 个省（区、市）已经建立了互联网医疗服务监管平台。

二、 上海市互联网医院发展：市级医院全员在线，服务不断拓展与延伸

2019 年，上海市卫生健康委员会根据《执业医师法》《侵权责任法》《医疗机构管理条例》等法律法规和国务院、国家卫生健康委员会关于互联网诊疗的相关规定，发布了《上海市互联网医院管理办法》。文件规定：互联网医院实行准入管理，互联网医院取得《医疗机构执业许可证》后方可开展互联网诊疗活动。诊疗服务范围主要包括：常见病和慢性病患者随访和复诊、家庭医生签约服务。市、区卫生健康行政部门分别负责所辖互联网医院的监督管理。这一文件成为上海市互联网医院建设发展遵循的基本原则和行动指南。

2020 年 3 月，上海市包括复旦大学附属中山医院、复旦大学附属华山医院在内的首批 7 家实体医院获得互联网医院牌照。至同年 6 月，包括复旦大学附属眼耳鼻喉科医院、复旦大学附属肿瘤医院在内的上海 26 家互联网医院上线运营，互联网医院的服务内容和服务范围等也在不断拓展。

2021 年，上海市卫生健康委员会等 7 个委办局联合发布《上海市"便捷就医服务"数字化转型工作方案》，第二年又发布《上海市"便捷就医服务"数字化转型 2.0 工作方案》，其中对互联网医院在线复诊、在线支付、在线申请核酸检测与疫苗接种等内容提出了具体要求。

2021 年 7 月，上海市人民政府印发了《上海市卫生健康发展"十四五"规划》，明确提出：建设互联网医院服务总平台，支持医疗机构发展互联网医疗，完善移动诊疗系统和远程医疗体系，推动互联网医院品牌化、特色化发展。

截至 2022 年 4 月，上海市 37 家市级医院全部开出互联网医院，全市互联网医院达 100 余家。在抗击新型冠状病毒感染中，互联网医院分流了百姓求医问药需求，缓解了医院救治压力，减少了人群聚集，降低了交叉感染风险。2022 年 4 月，上海市互联网医院业务量明显增加，服务总人次是去年同期的5.2 倍，处方量是去年同期的 11.2 倍。

2022 年 4~5 月，为缓解市民就医配药问题，充分发挥互联网医院在服务

市民就医问药中的重要作用，上海市卫生健康委员会印发《关于进一步推进互联网医院就医配药工作的通知》，其中提出支持互联网医院提供跨院复诊服务，授权本市互联网医院跨院调阅患者 6 个月内的电子健康档案。在医保支付方面，大病医保在线复诊配药、"一老一小"家属代配药、志愿者代配药等延伸服务功能相继上线，满足不同人群就医需求和医保费用支付。

三、公立医院互联网医院建设的影响和意义

上海互联网医院正式运行已经超过 2 年。与实体医院相比，各家互联网医院无疑还处在初创期。服务内容、服务模式、服务流程、质量管控等都需要在现有基础上不断创新和探索，相关政策也在不断调整，使互联网医院运营更趋规范和安全。互联网医院在我国医疗卫生体系中的影响力正越来越大，由于公立医院创建的互联网医院是上海互联网医院领域的绝对主体，因此，本节重点探讨的是公立医院互联网医院建设的影响和意义。

在上海，新冠病毒感染的疫情是各家公立医院互联网医院建设的最重要推动因素。如何在静态管理条件下为有需要的患者提供无接触的安全的"复诊、配药"，是公立医院互联网医院成立之初首要思考的问题。《上海市互联网医院管理办法》中规定：互联网医院诊疗服务范围主要包括常见病和慢性病患者随访和复诊。这是当前各公立医院互联网医院的最主要功能，虽然服务量还不是很大，但是却持续快速增长。疫情之后，如何为患者提供高质量、便捷地互联网诊疗服务，将是公立医院互联网医院核心任务之一。

（一）扩大诊疗服务人群，优化患者组成结构

门诊患者，总体上可以分为初诊患者和复诊患者两大类。复诊患者指已经确诊并且正在按照诊疗方案开展治疗和随访的患者，随着大病医保、跨院复诊可以在互联网医院就诊，互联网医院的诊疗范围进一步扩大，越来越多的慢性病复诊患者选择互联网医院就诊，线下号源得到进一步的释放。对于没有就医过的初诊患者可以通过互联网医院咨询转约到对应疾病的专家，满足患者精准就医的需求。通过互联网医院前置分流就医人群，可让更多需要确诊的初诊患

者得到及时、精准地诊治，节省就医等待时间，减少往返频次。

（二）扩大服务半径，实现疾病全周期管理

互联网医院最大的特点就是突破了时空限制，真正实现"天涯若比邻"。这不仅对于医疗资源相对匮乏地区的患者来说是极大的便利，对于医院来说，更是扩大了患者来源和服务半径，更好地实现了对外地患者疾病全周期管理。许多外地患者到上海就医、手术后，受到交通、住宿、疫情防控等因素影响，无法回到上海复诊，无法让原手术医生延续治疗。互联网医院轻松解决这一问题。患者在当地可选择互联网医院就医，通过上传图文包括就医的病史记录、治疗和检查情况等让原手术医生了解病情，就可及时获得医生的在线诊疗服务。由此，患者治病的全过程就都可以接受同一医生团队的指导，不受时间、空间等的影响。

（三）拓展医院服务内涵，从"医疗服务"走向"健康服务"

随着信息技术地不断推进和相关政策地日益完善，互联网医院的服务内容不断拓展，包括转诊预约线下号源，检查、手术预约，住院开具，出院随访等，贯穿线上、线下就医全流程。未来一个重要方向就是在线健康监测。比如安装了心脏起搏器的患者需要定期回到医院来监测、调试起搏器相关功能和指标。未来互联网医院可以进行在线监测，在线调试，患者无需来院，通过互联网让心脏起搏器始终保持患者最适合的最佳工作状态；互联网也可以通过可穿戴设备为患者提供远程心电监测服务，将跟踪数据实时传输到医院，医院同步监测，更是在紧急异常情况时启动报警，医生可以即时在线联系和指导患者、家属并给予相应救助。类似的健康服务还包括远程血糖监测，远程睡眠监测、远程护理指导、远程康复指导、远程看护等内容。相信在不久的将来，会有越来越多的在线健康服务上线，为患者健康实时保驾护航。

（四）强化规范、优质服务，塑造医务人员新形象

互联网医院独特的诊疗方式和监管要求，正在潜移默化塑造着互联网时代医务人员的新规范、新形象。互联网医院的接诊模式对医务人员的诊疗服务提出更高要求。《互联网诊疗监管细则（试行）》中规定：诊疗中的图文对话、音

视频资料等过程记录保存时间不得少于 3 年；医疗机构应当保证互联网诊疗活动全程留痕、可追溯，并向省级监管平台开放数据接口。这使得互联网医院接诊时医患交流更谨慎，比如医患图文沟通中不应使用容易引起歧义的文字；音、视频沟通中医务人员的表情、姿态、动作、语气等要体现对患者的尊重和关爱。这些在线下门诊中不可能被记录的内容在互联网上都要求被保存下来，而且可追溯。这使得互联网医务人员必须时时处处注意自己的服务要规范、态度要更好。久而久之，医务人员不管线上还是线下都会有更好的形象和更好的服务。

第二节 互联网医院的顶层设计和服务流程设计

一、 互联网医院的顶层设计：构建全新医疗空间

互联网医院是信息网络技术与医疗健康相结合的产物，是医院高质量发展的内在要求，更是国务院、国家卫生健康委为满足人民群众日益增长的医疗卫生健康需求，推进健康中国战略实施的顶层设计。公立医院互联网医院的整体建设目标及功能定位清晰明确：在政策指引下，多方共同努力，建立起突破物理围墙的"数智"医疗服务空间，为患者创造更加智能、便捷的就医体验，为社会提供更多专业、可及的健康服务。而其中最关键的就是与院内现有的业务系统深度融合，构建完整、全面的互联网医疗服务流程闭环，构建线上医患互动的场景空间。将医疗服务从院内延伸到院外，实现线上、线下服务一体化，院内、院外服务一体化，诊前、诊中、诊后服务一体化，提升医疗服务的连续性、可及性。

二、 诊疗流程：环环相接，严谨严密

（一）互联网医院诊疗服务流程设计原则

互联网医院的服务范围日益广泛，为了使得互联网就医更为便捷，从患者

需求和政策要求出发，互联网医院设计之初，就需要遵循下面提及的三大原则。

1. 实名就诊原则 出于医疗安全及医保基金规范使用的要求，所有患者都需要进行在线实名认证注册，获得互联网医院业务通行的唯一标识。认证的方式各家医院略有不同，有通过医保账户认证的，也有通过银行信息鉴别认证的。一旦认证完成，系统可自动对接、调阅线下业务系统中患者就诊记录。上海的互联网医院还允许"一老一小"代配药，但是必须通过官方亲属认证，而这项认证最后对接的是民政局的相关信息接口，可见其严谨严格。

2. 引导提醒原则 互联网医院就医行为与线下一样，涉及多环节，在多个业务模块间切换。基本环节包括：预约、挂号、进入线上诊室看诊、付费、药品配送等。但是不同于传统医院线下就诊，患者在互联网医院可能会遇到操作不熟悉、流程不了解等困难。实时主动对患者进行引导和提醒就非常必要。具体的方式可以多种多样，有的还同时采用几种方式：有采用"就诊任务条"模式，既告知患者正在进行哪一步，又告诉患者下一步要做什么；有的则采用上一步骤完成即直接跳转下一步骤的设置；还有的配合消息提醒，每一步都会发消息告知患者。

3. 合规且便捷原则 诊疗业务范围限定常见病、慢性病患者复诊配药，是上海市卫生健康委员会文件明确要求，但是却不应该生硬执行这一规定。患者注册完成，系统就应该能够自动区分患者是否是复诊患者，如果是，引导进入复诊流程；如果不是，自动进入在线咨询流程。在这个过程中，患者最好是无感的。

当然，互联网医院的使用对象除了患者，还有医务人员。如何让医务人员在互联网医院上流畅、便捷、高效接诊，也必须提到相当的高度来重视。大量的互联网医院实践表明，在接诊流程设计过程中，下列因素最好被充分考虑到：尽量接近医务人员线下诊疗流程；尽可能采用信息化技术柔化接诊过程，为医患营造更加和谐的诊疗氛围；医生接诊效率优先，在初期阶段互联网医院患者较少的情况下，一个门诊时间内，可以采用互联网医院线上接诊和实体医院线下门诊轮流接诊的方式。

（二）互联网医院诊疗关键环节

互联网医院诊疗与线下门诊一样都需经多个环节才能完成，但是，它又有自己的独特之处。下面就几个特色或关键环节进行介绍。

1. AI 智能导诊，就医更准确　针对患者对自身疾病判断模糊，不知自己该看什么科的问题，线上 AI 智能导诊系统，通过病情症状问答等形式，以专业医学知识库为支撑，准确了解患者病情，并作出科室推荐，帮助患者找准就医方向（详细内容请见第二章）。

2. "预问诊"，前置录入电子病史　在患者线上预约时，需按照预问诊填写主诉、上传病史及检查。之后系统会自动生成电子病历，并自动传输至医生工作站。在就诊当天医生可提前了解患者病情，大幅提高问诊效率（详细内容请见第二章）。

3. 互联网医院云诊室　医生接诊患者后，双方进入云诊室进行在线复诊的问诊交流，通过图文、语音、视频等交流模式进行在线问诊。医生多是在电脑上进行问诊（图 9-1），很多医院也已经开发上线医生手机端工作程序。患者多是在手机上通过微信小程序等进入（图 9-2）。医生在全面了解患者的就诊主诉后，为患者下达复诊诊断、开立医嘱处方及复诊病历书写，通过 CA 认证的应用，对所有医疗文书进行电子签名。

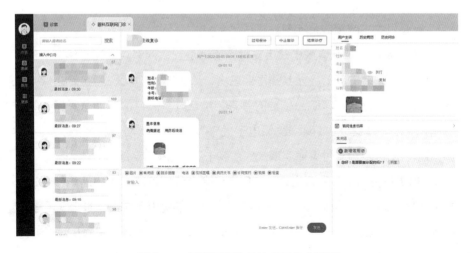

图 9-1　互联网医院云诊室医生电脑端

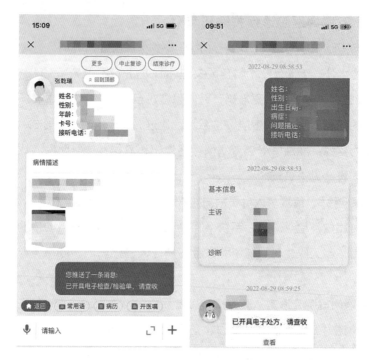

图 9-2　互联网医院云诊室（患者手机端）

4. 检验、检查项目开立及预约　医生通过对患者的综合评估，确定患者需要通过一定检验、检查来辅助诊断的，可以在线为患者开立检验、检查申请单，并与患者确定预约检查的具体日期和时间，同时在线支付检验、检查相关费用。患者只需按照预约日期前往医技科室即可。

5. 医保及非医保患者脱卡线上支付　不论是互联网医院，还是线下就医，付费都是不可或缺的环节。尤其是医保患者，如果不能实现脱离实体医保卡进行费用支付，那互联网医院恐怕徒有其形，难获其实。目前，上海医保政策全面支持，各大医院都已实现"医保电子凭证"实名认证与身份校验，使用银联、微信、支付宝等支付渠道实现就医"脱卡""扫码"支付。

6. 电子病史、电子发票生成及打印　患者在线复诊的电子病历能够通过互联网端模板化输入，结构化存储，通过与院内电子病历系统的互联互通，实现患者线上、线下就医记录的一体化管理；同时，要为在线复诊患者的医疗质量保证和医疗安全保障提供符合医疗法规要求的电子化凭证，还需要法规认可的医生签名。

患者就医结束后，往往牵涉到后续的医疗费用报销问题，到窗口或自助机端打印发票往往需要重复排队，消耗大量非医疗必需的时间和患者精力，通过线上电子发票系统，为广大患者提供线上电子发票的查询和下载打印，精简报销票据的获取流程和时间消耗。

7. 药品审核及配送

（1）前置审方系统为医院增设了一道用药安全的"防火墙"。与线下就诊一样，互联网医院开出的处方也必须通过医院前置审方系统的审核。

（2）设置云药房。医院可与药企合作共同建设互联网医院云药房，与线下医疗的门诊药房进行分开管理。医生在患者在线复诊过程中开具的药品处方流向云药房进行发药和配送，而云药房的进销存管理亦是单独的管理体系。云药房的建立既减少药品到患者手上的环节，节省药品物流成本和周转时间，又可以节省医院储存药品空间，同时还能减少窗口工作人员数量，降低医院人力成本。

（3）创新药品配送方式，打通取药环节。创新药品配送方式，参考当下电商企业化运行模式，多家互联网医院采用常规药品线上付费可配送到家，冷链、自制制剂、易碎类药品等特殊药品线上付费完成后，线下多院区药房任意院区自提模式，解决了互联网医院冷链、自制制剂不能配送的问题。

（4）创新"取药码"，方便代配药家属或志愿者帮助患者取药。患者在互联网医院上开具完药品后，选择线下自提的患者会收到一个"取药码"，使用一次失效，达到保护患者隐私的目的。

第三节　落地运营与效果提升

一、 稳落地、重运营是互联网医院实施的关键因素

不同于传统医院门诊，初期的互联网医院有一个经营的概念，持续地投

入、运营是必需的工作内容。当前互联网医院高质量发展的标志首先是持续地业务活跃。然而各大公立医院互联网医院发展过程中遇到的最大难题是如何将医生和患者引导到互联网医院上来。这需要不断对用户进行教育、转化、发展、激活，以及服务内容地持续优化和创新。还需要不断强化医生的激励和服务，既要保证医疗服务的合规性、医疗质量的可靠性，又要考虑医生的良好接诊体验度。

二、 互联网医院创立初期运营策略

（一）医院整体运营的重要性：全员参与，点面结合，力争上游

互联网医院绝不仅仅是一个科室、一个部门的概念，除了没有住院，它就是一家网上医院。线下有的功能、流程、规范，互联网医院都必须具备，同时还必须衔接好线下住院、检验、检查等。所以只有动员全院所有科室、所有医务人员共同参与，才能真正办好互联网医院。

（1）院领导负责互联网医院运行的顶层设计和政策制订，包括运行模式、绩效考核等。互联网医院办公室实时跟踪运营状态，并不断根据数据分析调整运营策略。互联网医院上的许多功能与实体医院的各个岗位都有对应关系，号召全体医务人员参与进来，共同完善改进互联网医院的流程和服务，并积极推广互联网医院。

（2）以点带面，通过试点科室与试点医生的最佳实践总结分享，推动线上医疗服务的覆盖进程，提升医患双方的参与意愿，并以此推动互联网医院的服务内容、服务人群不断拓展和延伸。

（3）切实服务医生，提高医生主体参与的积极性。合理分配医生线上线下的出诊排班计划，既保障医生有业务参与的积极性，又不能过度加重医生的工作负荷，逐步提升医生参与互联网医院的经济权益保障。持续优化互联网医院系统功能和业务流程，使其更加贴近医生的接诊应用习惯，降低技术适应难度，体现接诊便捷度、不受地域限制，确保医生能快速融入线上医疗服务新场景。

（4）增加互联网医院"曝光率"与"知名度"，让互联网医院成为每位医务人员的"热词"。利用每月例会、科主任例会及各类会议契机，通报互联网医院运营情况、新增功能及在上海市申康医院发展中心累积值排名，增加科室及医生对于互联网医院的关注度和认同度。

（二）患者互联网就医习惯培养是互联网医院初期运营的关键因素

互联网医院开启全新数字化运营模式，但是，患者的知晓度、接受度、信任度需要持续培养，才会最终形成互联网诊疗行为。

1. 用户画像筛选　通过科室医生和后台数据分析，快速筛选定位出功能上线后的第 1 批潜在的患者。并通过定向告知患者以及辅助使用，促进他们使用服务，帮助医院快速磨合业务。

2. 针对性消息推送　经过院内患者数据分析筛选出配药需求较大的患者，进行精准消息、微信模板消息推送，触达真正有就医需求的患者，使其能选择互联网医院复诊配药或便捷配药流程。

3. 精准物料投放与数据分析　线下物料铺设与推广，强化患者操作引导，并对物料进行埋点，实时监控物料数据，找出最合适的物料样式与点位进行投放。

4. 医院自媒体推文定期推送　通过医院自媒体账号，定期推送互联网医院相关消息，例如功能迭代、门诊安排、互联网义诊、专科疾病日等内容，不断强化互联网医疗便捷高效的理念，提高互联网医院使用率。

5. 优质、专业资源保驾护航　以医院的优质医疗资源作为互联网医院业务对患者群体吸引力提升的关键保障，通过专家团队、医生名片等特色应用实现互联网医院在线复诊业务的快速自我增长。

三、 以点促面、注重实效的运营经典实例

根据上海申康医院发展中心发布的《互联网医院监控每周周报》，复旦大学附属眼耳鼻喉科医院多项指标都居于全市前列，下面就介绍一下该院在推动

互联网医院落地运行方面采取的主要举措。

2020年6月，复旦大学附属眼耳鼻喉科医院（简称五官科医院）互联网医院正式上线，上线之初的主要功能就是为患者进行线上复诊，解决患者复诊和配药的迫切需求，互联网医院"足不出户的医疗"受到了患者广泛欢迎。

为了更好地发展互联网医院，2020年9月该院正式成立互联网医院办公室，互联网医院开始进入高速发展时期，以"小步快跑，快速迭代"的原则，结合智慧医院建设"因地制宜、因势利导"，推动互联网医院快速发展。经过2年多的发展，该院互联网医院已经形成融诊疗服务、健康管理、远程教育等功能于一体，兼容运营与监管两大平台的较为完善的互联网医院架构（图9-3），社会影响力显著增强。

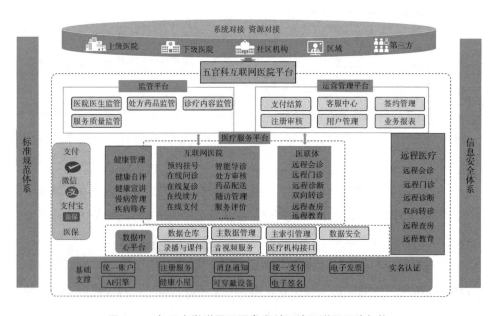

图9-3 复旦大学附属眼耳鼻喉科医院互联网医院架构

第一，扩大互联网医院使用人群。陆续上线了包括自费、成人医保、儿保、大病医保、异地医保等服务；2022年5月在全市首家开通"跨院复诊"服务。

第二，创新诊疗模式，满足患者不同层次的就医需求。高、中、低多级医生接诊，全天合理安排在线时间。在普通门诊接诊基础上，增加教授团队、专科团队、人气医生；在服务时间上，全年无休，"白＋黑"让患者在任何时间内都能在互联网医院上找到适宜的医生。

创新药品配送方式，常规药品线上付费可配送到家，冷链、自制制剂、易碎类药品等特殊药品线上付费完成后，可在线下汾阳、宝庆、浦江三院区药房自提。

第三，优化就诊流程，减少患者来院次数，降低在院等待时间。

（1）上线快速配药、开具检查检验模块，让患者在家即可完成就诊前准备。上线门诊电子病史、电子发票功能，患者无需再跑医院领取。

（2）设计并使用"互联网医院取药专窗"，取药人无需进入医院，即可在特定窗口取药。创新设计"取药码"，实现无接触取药，甚至利用定位技术确定患者所在位置到医院的距离，线上付费，医生接诊，实现无接触配药门诊。这些举措在满足患者就医需求的同时，减少人员进入门诊大楼，降低交叉感染率，降低疫情防控风险。

随着互联网医院服务形态不断优化完善，该院还围绕5G技术搭建眼耳鼻喉疾病远程诊断应用平台，包括支持5G远程传输的裸眼3D裂隙灯显微诊断与眼科显微手术实时指导与示教平台、基于视频眼震图仪和诊疗转椅的BPPV远程诊疗信息平台，以及配合国家2030全民健康目标，创建具有专科特色的健康档案——屈光档案、听力档案等。

第四节　网络信息安全管理

现阶段，智慧医院建设是时代大潮。2020年5月，国家卫生健康委员会办公厅《关于进一步完善预约诊疗制度加强智慧医院建设的通知》发布，其中网络信息安全是重要内容，"各医院要高度重视信息和网络安全，构建与智慧医院相匹配的网站安全、系统稳定、数据安全等安全体系。"某种意义上没有网络安全，就没有智慧医院。互联网医院是智慧医院建设中的一项重要内容，所以在本节中，我们将互联网医院的网络信息安全放在智慧医院的大框架中一起叙述。

一、 互联网医疗模式下医院网络安全保障底线

互联网医疗模式主要是通过互联网技术手段向患者提供高效服务，比如，网上预约、网上挂号等，这些都需要将医院网络与外部网络相互连接，才能与患者进行信息交流、共享。实际上是医院网络与互联网、银行网络三方进行信息共享。此过程中直接增加医院局域网入口，从而导致医院网络被入侵几率增大。随着计算机技术不断发展，医院网络系统也随之加剧发展，同时应用业务处理范围也不断增大，从简单的业务管理直接延伸到科研、教学等各个方面。要想确保庞大的医院网络系统稳定运行，则需要大量的网络设施、终端设备进行支持，同时对设备连接、网络安全、安全管理等方面要求也开始提高。如果过程中技术不够，安全问题较多，则会直接阻碍医院网络发展，给医院整体发展带来损害。

二、 基本网络安全建设原则

第一，要将安全性作为医院网络规划与设计的基本原则考量。在医院内建立安全的网络系统，需要网络技术人员对医院内原有的系统、平台等方面进行升级或更新，并合理规划现代化的网络安全系统，确保医院内部的各种数据、患者的个人信息的安全性。在合理的网络规划与设计过程中，安全建设的主要内容包含防火墙的建设、安全网闸的设置、外来信息认证与监测功能的实现等方面，将此类功能进行有效串联，并以此形成院内、外的安全网络平台。只有确保内部系统与外部系统具有相同安全度，才能实现基本的交互功能，以及为院内数据、信息提供基础性保障。

第二，做好备份，确保网络平稳运行。在对医院网络的建设过程中，可选用具有长久稳定性的平台或系统，并在网络拓扑基础上对院内网络结构进行合

理规划，在最大程度上促使网络平稳运作。在达到最基本的平稳运行前提下，提前做好网络装置的备份，确保能在出现突发事件的第一时间，备份网络也能够快速的投入使用。

第三，预判网络业务增长趋势，预留网络拓展空间。随着医院的发展，医院互联网移动终端数量不断增长是必然现象。在对院内网络进行拓扑设计时，网络设计人员应对网络业务的增长趋势有一定的预判，并对宽带、设备的终端访问量进行提前预留。否则一旦设备数量等达到或超过设计上限，服务器瘫痪或故障几率会大大增加。另外网络设备需支持通用协议，以确保网络设备之间能够进行高效衔接，减少后期因协议问题而产生的重复建设，进而资源浪费。

第四，构建安全的网络管理平台。由于网络系统在没有防护的情况下非常容易遭受外部未知访问或网络攻击，因此，构建安全的网络管理平台十分必要。网络安全平台能够对院内网络系统中的各类设备进行管理，并提供一系列的安全功能，如故障报警、日志追溯等。在构建网络安全交换区域时，院内、外的网络不仅需要对其配置安全设备，也要在交换机配置、技术人员培训等方面做好充分的安全准备，从多方面为医院网络提供安全运行环境和业务基础。

第五，依法依规建设，必须达到我国《信息安全等级保护管理办法（试行）》的要求。按照该文件，医院信息安全保护应该达到三级要求，需具备防DDOS攻击和防病毒能力，对非必要端口加强控制，对应用行为要有分析控制，如图9-4。通过多种设备和全面的管理，形成一个边界清晰、管控严格、

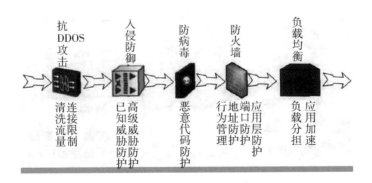

图9-4　信息流处理过程

监控全面、审计翔实、可感知态势的网络系统。这样，在快速开展互联网线上业务的同时，还能够最大限度地进行网络防护。

第五节　无限可期的互联网医院发展趋势

我国互联网医院发展的时间并不长，但是已经初步展现出自己的优势：减少实体医院人群聚集，助力传染病高发时期的防控；为患者提供了"足不出户完成就医"的更加便捷、高效的就医体验；推动医院形成线上、线下相融合的全周期医疗服务保障体系等。然而，更令我们期待和振奋的，不仅是它已经初露端倪的那些更加便捷、高效、精准的服务模式和内容，更是由此进一步具有想象的颠覆性的未来健康服务与管理的新模式。互联网医院，未来无限！

一、　居家智慧医疗

为患者打造第二就医空间，通过居家场所即可享受与院内同质化的医疗服务场景，包含互联网医院的诊间预约、检验、检查项目自助开单、健康随访追踪、居家治疗方案的智能优化调整、体征随访跟踪预警提醒、智慧语音就医助手、服务任务定时提醒、居家健康管理统计及随访模板的维护更新等。

二、　医生智慧协作

建设互联网分级诊疗推进模式，提升医院的区域业务协同能力，搭建医联体之间的业务互通桥梁，为患者的分级诊疗和医疗技术的下沉帮扶打造信息组带。同时打通互联网医院及互联网分级诊疗患者，将互联网分级诊疗患者作为互联网医院默认患者，开具检查或者药品。推进医企通业务开展模式的探索尝试，通过跨业态合作在医疗健康领域的业务汇聚点进行医疗服务场景构建和服务输出，为医院拓展服务范围，也为企业提升社会服务能力。

三、 全生命周期健康管理

　　运用云计算、大数据、物联网和移动互联网等信息技术，建立医院特色全民健康档案。通过绘制趋势图，同步进行健康教育指导，对高危人群及患者进行早干预、早治疗，帮助患者追踪身体及健康情况。利用互联网医院完成患者随访复诊，开具检查、治疗电子处方及药品配送等服务，推进医防融合，提供全方位、全周期健康管理。

　　新生的互联网医院随着互联网技术和医学的不断创新发展，必然产生越来越多的服务内容与模式，带给患者更多便捷、优质的服务，并给医院带来更加广阔的诊疗范围和空间。而随着越来越多的民众接受和使用互联网医疗服务，它还将更加深刻地影响民众的医疗和健康照护方式，影响着实体医院的运营与发展，进而影响着整个卫生健康界的发展和组织管理模式。当下的门诊管理者非常幸运，能够从它初创时就参与其中，相信我们一定能够看到互联网医院真正腾飞的时刻。

（谢诗蓉　陈琼洲）

复旦大学附属中山医院

复旦大学附属华山医院

复旦大学附属肿瘤医院

复旦大学附属眼耳鼻喉科医院

复旦大学附属妇产科医院

复旦大学附属儿科医院

扫一扫，了解更多操作细节与技巧

第十章　智慧便民服务

从广义上说，医院便民服务就是为患者就医提供更加方便、快捷的服务，它应该体现在医疗服务的全流程及所有相关内容中。互联网医院、电子医保凭证等都是便民服务的内容之一。 2018 年，国家卫生健康委员会发布的《关于深入开展"互联网＋医疗健康"便民惠民活动的通知》，提出包括就医诊疗服务、结算支付服务、患者用药服务等十大方面的互联网＋便民服务要求，不仅涵盖了患者就医全流程，还包括了公共卫生服务等卫生服务体系的内容。

从微观角度看，从大部分医院内部管理来说，便民服务仅指满足患者看病就医过程中的相关辅助需求的服务，多由便民服务中心或者患者服务部提供。而诊疗核心服务多由其他部门负责。本章就专门介绍依托互联网开展的门诊智慧便民服务。

便民服务的具体内容非常繁杂，可以粗略地分为以下几类：①信息资讯类，如询问某个专家是否出诊；②路径引导类，如某某科在哪里；③服务设施使用指导类，如自助挂号缴费机的使用指导等；④提供便民设施类，如提供老花镜、健康宣传资料、借用轮椅等；⑤特殊服务类，如为独自前来的重度残障人员提供安全护送服务等。这其中许多内容还无法做到智慧化、智能化，但是，也有很多内容非常适合通过互联网进行。例如，自助支付是依托互联网的重要的便民服务内容之一。另外，信息资讯类和路径引导类便民服务也尤其适合在网上进行。本章重点讲述这两类便民服务的智慧化改造。当然，无论智慧化做到哪种程度，实体医院现场的便民服务都还无法被取代。

第一节　信息资讯类智慧化便民服务

传统的现场便民服务模式经常有一些无法完美解决的问题。

导医台经常会被患者问："某某医生在不在？"患者都已经到了医院再问这样的问题就太被动了，假如这位医生当天不出诊，患者不就白跑一趟或者只能换医生了吗？

2022年，上海疫情防控形势严峻的时候，不少医院被要求封控管理，门诊服务暂停。民众就医遇到不小难题，不知道自己要去的医院当天是否开诊。上海市卫生健康委员会就通过"上海健康12320"微信公众号及时发布了每日市、区主要医疗机构暂停医疗服务情况，让民众明确就医方向。

不仅是患者会遇到信息不畅的问题，医院、医务人员同样可能会遇到。比如，医院经常会搞一些义诊、健康讲座类的活动，还有的医生进行某项课题研究，需要针对特定疾病招募志愿者。之前都是在医院门诊张贴海报等方式宣传，但是看到的人很少，效果、效率都不是最理想。这其实是一件患者得实惠、医务人员更好开展科研工作的双赢的事情，有没有办法在这两者之间建立更加高效的联系机制呢。

还有一类信息则是规定必须向患者公开，比如医疗服务价格。2000年，国家计委、卫生部印发《关于改革医疗服务价格管理的意见》，要求医疗机构要按照有关规定在提供服务场所的显著位置公布主要服务项目名称和价格。这一规定至今有效。但是，一家医院怎么也有数千个收费项目，哪里有足够的空间去公布呢？

信息化时代，这所有的问题都可以完美解决了。各家医院事实上相当于一家自媒体，他们建立了自己的网站、微信公众号、APP等，医院想让患者知道的和必须让患者知道的信息都可以在这里展示出来，还可以根据患者的需求及时更新内容。因此，不少三甲医院的公众号都有数百万的使用者。此外，最近两年，复旦大学附属中山医院、复旦大学附属儿科医院等各大医院发起的义诊活动几乎都是秒杀，所有名额会在很短时间内一抢而空；举办的讲座，线上观众动辄数千上万人参加;而医院各个课题组招募志愿者的消息一经公众号发布,最短的只要一天时间,课题设计的入组人数就能全部招募完成。当然,还有一个最基础的数据,各大医院门诊的预约诊疗率持续攀升, 2021 年上海市三甲综合医院的平均预约率已经达到 61.76%。门诊信息资讯服务真正发挥了互联网的优势,消除了时空的差别,同时触达患者。

在当前条件下,建设一个网站或者公众号并不是困难的事,运营维护好这些自媒体,更好地服务患者却是需要周全谋划、认真组织的事。实践表明,我们在建设、运行和维护这些自媒体过程中有以下几点需要高度重视和考虑。

一、 媒体形式选择与功能的匹配度

当下自媒体平台有很多,如网站、微信、微博、 APP、抖音等,各有特点,使用人群、使用场景也各有不同,不能说孰优孰劣,关键要看它具备的功能和覆盖人群的情况。比如, 网站展示效果更好,用于公示价格信息等更有优势;抖音短视频的形式让信息传递更加直观和具有亲和力。综合门诊工作的实际特点和患者需求及使用媒体平台等情况,微信服务号的综合优势更加突出,它将信息发布、展示、查询以及具体服务功能融于一体,同时微信是民众最广泛使用的手机软件之一。此外,微信还有订阅号、服务号、小程序 3 种细分形式,考虑到兼顾信息咨询服务和实用功能,首推微信服务号。以门诊预约服务为例,患者不仅需要能够查询,包括出诊时间、专家专长等,还要求能够直接预约。这是订阅号所不具备的。

下面是中山医院门诊微信服务号中关于出诊信息的发布页面截图(图 10-1)。首页点击综合服务板块,进入后第 1 个推荐服务模块就是医生出诊查询,点击后即可看到所有科室未来 2 周内所有类型门诊的出诊安排,包括高级专家门诊、普通专家门诊、普通门诊及专病专科门诊。而且所有信息实时更新,遇到有停诊的情况,则在专家姓名后面标注"停"字。

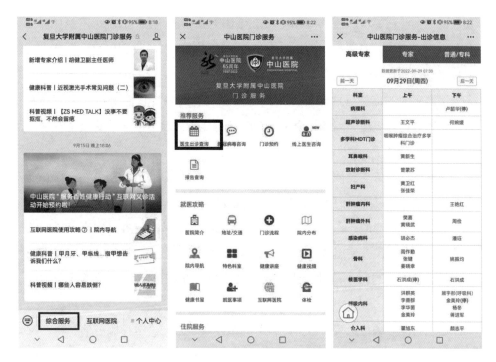

图 10‑1　中山医院门诊微信服务号实时发布出诊信息

二、　信息的准确性和反馈的及时性

医疗服务类自媒体的信息准确性要求非常高，一旦错误，将影响患者正常就医。这个准确性，至少包含 2 个方面。

一是正确性、权威性。不管是我们发布的健康科普内容还是义诊、讲座、课题志愿者等信息都要求必须正确。因此，医院自媒体的文章、咨询内容基本都是原创，平台大部分都只发布本院医务人员撰写的稿件，重要稿件还需要经过院领导审核。

二是及时，而且这个及时不是以天为单位，而是以小时计，最好能够做到实时。就以专家出诊信息为例，一般医院都会公布 2～3 周内每日专家排班出诊情况，但是因为各种原因，总有专家不能按时出诊，需要停诊。对拥有数百乃至近千名专家的三甲大医院来说，每天有十几位专家停诊、换诊、补诊是正常现象，如遇疫情等特殊情况，一天有近百位专家门诊调整的情况也不少见。而且专家申请停诊的时间也不集中，而是分散的。管理人员收到申请，会第一时间在预约管理系统中进行变更，关键是我们的自媒体平台如何及时展示出来。多家医院采取的措施是将自媒体平台上号源展示的内容直接链接号源管理系统，定时查询并更新。因此，个别患者会有这样的体验，前面看到这个专家还出诊的，可是过了一会儿再看已经显示停诊了。

信息资讯服务与具体功能性服务相结合是智慧信息服务的重要特点。在提供专家出停诊信息的同时提供预约服务；在发布义诊、科研志愿者招募的文章里直接提供报名通道；在发布科普讲座，医院服务新举措的推文中直接提供链接或二维码，供民众使用或体验。这样信息资讯服务与具体的服务内容紧密结合，是信息服务的真正落地，让民众更加便捷地获取信息背后所承载的服务内容。

信息精准推送是医院信息资讯服务的重要发展方向。医疗服务信息属于特殊类信息，接收对象受疾病、心情等的影响，同一条信息，反馈截然不同。一些医院已经开始根据患者的预约记录、就诊记录来精准推送相关的信息资讯，从初步试验看，文章、视频的点击率有所上升，更多成效有待进一步扩大试点以及更加完善的科普文章、视频等资料库的建立。

智慧化信息资讯便民服务与传统的现场导医服务已经截然不同，信息传递更加快捷、精准和及时，服务成效自然更好。当然，目前的医院信息资讯服务也还存在不足之处，如科普文章专业术语多，不够通俗易懂；使用语言基本都是中文，少有英文版，对国际患者不够友好；医院对消息发布后的效果反馈及改进还不够注重等。这些都有待我们在实际工作中不断改进。

第二节　智能院内导航

当下，国内各大医院规模越来越大，大楼越建越多，分科越来越细，有些医院俨然已经是一座医学城。而就医过程环节多，涉及科室多，患者来到医院特别茫然无措。粗略统计，医院门诊大厅导医台被问到最多的问题是"××科在哪里""××检查在哪里做"。每天不下数百次。如果能有一种服务，随时指导、引导患者快捷到达目的地，对患者来说就太贴心了。近年来，互联网信息化的兴起，让这样的设想成为可能，这就是智能院内导航。

智能院内导航，概括而言是基于移动端，通过还原制作院区、院内楼宇、楼层等诊疗区域模型，利用移动互联网、物联网、蓝牙等室内定位技术，为来院患者实时引导院内就诊路径，提高患者通行效率。智能院内导航，也是智慧医院建设与评估的必要内容。

2016年9月，国家卫生计生委办公厅印发《医院信息平台应用功能指引》，2022年上海市卫生健康委员会等多个部门联合印发《上海市"便捷就医服务"数字化转型2.0工作方案》，两个文件都要求努力推进"便捷就医服务"应用新场景，明确提出开发智能院内导航，帮助患者精准找到就诊区域。

一、 智能导航系统设计

本着"以患者为中心"，以患者"下一步要去哪"和"下一步怎么去"为真正需求，以解决患者下一步就诊指引问题为系统建设目标，搭建患者服务平台。致力于为患者提供"服务找患者"的便捷就医体验。

为了能够最大程度地方便患者使用导航系统，充分发挥移动手机终端的便捷性、可及性优势，结合蓝牙定位技术，最大程度地实现高精度室内定位导航功能，开发出基于微信小程序的智能导航系统。通过基于蓝牙室内精准定位、移动3D地图矢量图、自助导航路径智能规划，同时与HIS对接，实时获取挂号、缴费、检验、检查、取药等信息，通过人工智能算法，精确计算出最便捷、最快速的导航路径。

智能导航系统由三部分组成： AI门诊大脑、智能推送引擎、导诊服务页。平台通过对接HIS等系统实现对患者就诊流程数据的实时抓取分析，建立患者就诊数据库，结合医院实际就诊流程智能判断不同患者下一步就诊执行目的地，需要做的准备及相关就诊服务，并针对性的实时推送给患者。同时，将患者的就诊流程根据就诊环节的每一个动作，拆解成为能够让患者看得懂的任务，清晰地为患者提供就诊流程完成情况，这是比较理想的状况。也有不少医院分批分步骤进行，前期还没有对接 HIS，而是通过让患者输入目的地的方式进行路径引导。

（一）高精度室内地图和室内定位引擎

利用基于 3D 导航采用轻量化的 3D 矢量地图，是将室内外地图统一融合、全面详尽的医院 POI（Point of Interest）分类与查询，展示精确的医院 3D 布局图、全程语音播报、详细的信息提示以及完备的实时导航相结合的智能化的导航。

对医院进行全方位的地理位置构建与地图数据对接。以患者视角，从来院方式和路线、医院停车区域、门急诊入口，延伸至门诊大楼、急诊大楼、医技大楼、住院大楼、发热门诊、传染病门诊、传染病住院部等医院临床业务相关地理位置构建，同时结合院内主要道路及周边道路，依据对整个院区室内、室外地图绘制与定位导航技术，实现精准定位导航，形成整个医院内全范围、无死角的实时导航（图 10 - 2）。

不仅如此，地理位置需要深入至每栋大楼，包含每个楼层内具体的物理布局，整合扶梯、电梯、卫生间、哺乳室、充电宝、共享轮椅、ATM、自助机等便民服务设施。以 CAD 格式的地图格式，构建医院室内平面图，整合医院各临床、医技、管理科室位置，对门诊等就诊区域范围进行蓝牙高密度覆盖，保证整栋楼内的信号强度及信号稳定度，从而实现精准的室内定位导航，精度 1 ~ 3m，解决患者"寻路"问题，减少患者无序流动。

为患者提供 2 秒内完成初始定位和初始方向、整个院区平均 1 ~ 3 m 的定位精度、准确区分楼栋与楼层、稳定平滑的无延迟定位光标移动等实时导航效果，将室外地图导航的完美体验成功引入室内，为医院患者提供动态连续指引，对接动态就诊信息后，能够快速智能的进行下一步就诊的信息提示和指引，有效提升患者就诊效率，改善患者实际就诊体验。

（二）AI 门诊大脑设计

理论上，AI 门诊大脑能做到如下情况：根据 HIS 中六大环节数据——初

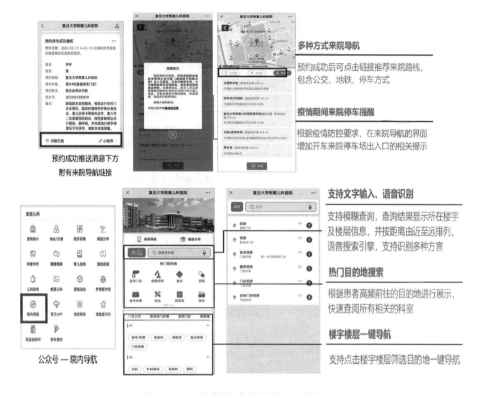

多种方式来院导航

预约成功后可点击链接推荐来院路线，包含公交、地铁、停车方式

疫情期间来院停车提醒

根据疫情防控要求，在来院导航的界面增加开车来院停车场出入口的相关提示

支持文字输入、语音识别

支持模糊查询，查询结果显示所在楼宇及楼层信息，并按距离由近至远排列，语音搜索引擎，支持识别多种方言

热门目的地搜索

根据患者高频前往的目的地进行展示，快速查阅所有相关的科室

楼宇楼层一键导航

支持点击楼宇楼层筛选目的地一键导航

预约成功推送消息下方附有来院导航链接

公众号－院内导航

图 10-2 智能来院导航相关宣传折页

诊、检查、检验、取药、治疗、住院，结合医院实际就诊流程，定制化地拆分逐步就诊任务。同时，根据 HIS 中完成状态数据，智能判断患者当前待执行就诊任务，并实时向患者发布提醒（图 10-3）。患者或医生的每一个动作都会触发某个就诊环节下的患者就诊任务。当然，实际上这个主动引导受到多种因素制约，实现难度很大。但是患者给出目的地的被动引导完全没有问题。

（三）智能推送引擎

智能推送引擎是通过医院官方微信公众号、短消息平台等触发消息推送给指定的患者相应的通知提醒或就诊任务。智能推送引擎的推送规则、消息模板、推送时间根据医院实际就诊流程定制化开发，为患者提供精准、灵活、准时的就诊消息提醒及指引。

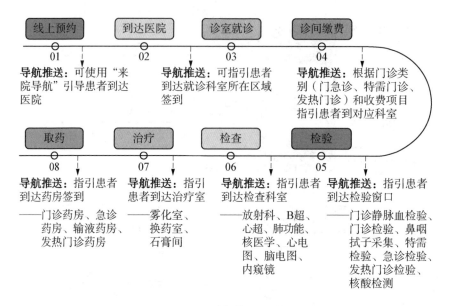

图 10‑3　门诊智能 AI 导航推送

（四）导诊服务页设计

为了使患者能够全方位的获取诊疗过程中的各类指引，结合 AI 门诊大脑系统，打造集下一步就诊任务卡、院内导航、便民服务、就诊服务等智慧服务于一身的导诊服务页。它相当于患者的"掌上全流程 VIP 陪诊员"，随时随地为患者提供就诊全流程指引服务。详细展示患者就诊地点、任务名称、科室、就诊须知等。若有多个待执行就诊任务，支持滑动卡片查看各就诊任务卡，向患者直观展示待执行就诊任务详情。同时根据患者下一步就诊任务执行地点名称，智能获取患者需要抵达的目的地，调用院内导航功能，为患者规划最优路径实时指引患者顺利抵达对应科室，为患者提供院区内指路服务。

二、管理规则设计

系统的开发与设计及蓝牙等硬件的安装完全可以请专业的第三方公司来完成，但软件要真正适合本医院的实际情况，就需要我们不断提炼患者需求、医院管理需求，形成具体的管理规则，进而最终成为系统的逻辑判断规则并进行运用。

（一）名称的模糊与统一化处理

同一样事物会有多种称呼，导航系统必须能够识别并自动匹配系统内的统一名称。比如检验，医院大多叫检验科，可是患者的理解就是抽血检查，口语中就有了各种称呼，如采血处、抽血处、检验处等，系统要能够识别这些，并统一指向系统设定的名称和地点：检验科。

还有另一种情况，多个检查项目要对应同一个科室名称或者地点。最典型的就是放射科，X线片/胸片、CT、增强CT等，虽然它们是不同的检查项目，但是患者需要统一到放射科服务台登记，因此患者查询CT也好，胸片也好，后台都要指向同一个地点：放射科服务台。

类似的情况还有很多，需要我们细致考量，不断完善。

（二）导航地点的精准获取

在前面系统设计的时候我们多处强调了理论上的完美状态。实际上情况要复杂很多。就一个导航地址，三甲大医院的情况就非常复杂。经常存在同一科室分布在医院多个区域的情况。像中山医院就分为东院区、西院区，两个院区都有放射、B超、心电图等多个检查项目，也存在门诊与住院不同区域都有分布的情况。同一个医生分别在不同地点出诊普通门诊、专家门诊、特需门诊的情况也很普遍。因此准确导航的前提是目的地的精准获取。如果是对接了医院HIS，则可以直接对接挂号单、检查单上的地址，因为上面的地址已经是系统后台精准分配的结果。如果患者是主动搜索目的地，就需要罗列并提示所有相关地址供患者进一步选择和确认。

（三）路径设置中的管理规则嵌入

系统是通过大数据算法为患者规划最高效的行进路线。但是，有时候出于管理的需要，我们需要做出改变。比如，门诊交通工具的选择。一般大医院门诊，都是既有垂直电梯又有自动扶梯，还有消防楼梯的。垂直电梯可以直接到达目的楼层，但是运力有限，且高峰时段等待时间较长。自动扶梯相比运力更大，且无需等待，但是对于使用轮椅等辅助交通工具的患者不建议使用。同时，从环保节能及分散人流的角度看，对于目的地在低楼层的患者，我们希望他能够走消防楼梯。对于门诊量巨大的医院来说，管理者希望患者选择辅助交通工具的优先顺序是：自动扶梯≥垂直电梯。后台逻辑规则中就需要细致设定，目的地是哪些地方的引导走自动扶梯，哪些地方的引导走垂直电梯等。再比如，疫情期间，各家医院入口及内部道路等都采取了管控举措，有的道路以前是双向通行的改成了单向，有的以前可以通过住院部穿行的，现在我们希望患者绕行。这些，都需要管理者及时与系统开发者密切沟通，在算法规则上嵌入相应管理需求，才能更好实现患者高效便捷就医，保证门诊高效、有序、安全运行。

（四）后台设置的持续更新原则

相比于长途旅行的公路导航来说，智慧院内导航最不同的一点就是更新迅速。很可能这次去医院看的同一个专家与上次的出诊地点就不同。因为各种原因，如补诊、装修等，医生临时更换出诊地点的情况比较多，科室更换、增减工作地点的情况也不少。这些后台设置必须及时更新，才能够做到正确导航。而这个持续更新的过程应该始终伴随着智能院内导航系统的使用。

三、 应用评价

智能院内导航系统是在智慧医院建设背景下对于数字化便捷就医的探索与尝试，通过 2D、 3D 地图展示方式，结合就诊全流程的智能信息推送，为大部分患者解决不熟悉医院环境与就诊环节串联难点。减少患者在院内的无效走动，最大程度上缓解医院拥挤的压力，进一步提升患者院内就医通行效率和就医体验。

系统上线以来，使用人次逐渐攀升，但是相比于每日门诊人流量，使用人次占比还比较少。如何让更多的人，尤其是老年人快捷使用导航服务是下一阶段工作的突破点。

第三节　智能预约停车

医院是城市出行的强吸引点，就医交通出行呈现需求总量大、出行时间集中等特征。市政规划道路和车位数难以保障真正有需要人群的停车需求。各大医院，特别是综合医院停车和交通管理问题日益凸显，严重影响患者正常的就诊过程和就医体验，影响医院诊疗效率同时也会引起医患矛盾和交通安全隐患。

近年来，全国多个地区都在探索如何利用智能停车来解决这个难题。深圳的医院智能停车方案 2019 年上线，到 2021 年 6 月，深圳已有 15 家三甲医院接入该系统。上海则建立了"上海停车" APP， 2021—2022 年 7 月，共有 42 家医院通过该系统实现停车预约功能。当然，受制于医疗特点、可预约停车位数量等多种因素影响，不少医院实行智能预约停车的效果还不是最明显，相关系统和功能还需要不断优化，但是，大家在解决医院停车难这一问题的探索思路和基本经验值得借鉴。

一、 深圳医院预约+ 共享停车方案的主要做法和经验

为缓解深圳市民到医院就医的停车难题， 2019 年，深圳上线首个医院停车"预约＋共享"服务——"e 约停"，将医院及周边停车场打包为一个整体供市民进行预约，同时盘活周边商场、写字楼的错峰停车资源并配置给就医市民。

该方案结合医疗行业特殊性及医院运营的常态"对症下药"，通过 4 大核心能力建设医院智慧停车分流平台（图 10‐4）。

这套医院预约停车方案还在就诊车辆的停车前、中、后各个场景上进行了细节打磨，服务流程更人性化。例如，将医院和周边停车场整体纳入预约系统，增加停车资源；挂号时间前 1 小时内，预约车辆可通过预约车通道快进快出；医院可标记危重科室，已挂号车主可优先预约到医院停车场车位；车辆预

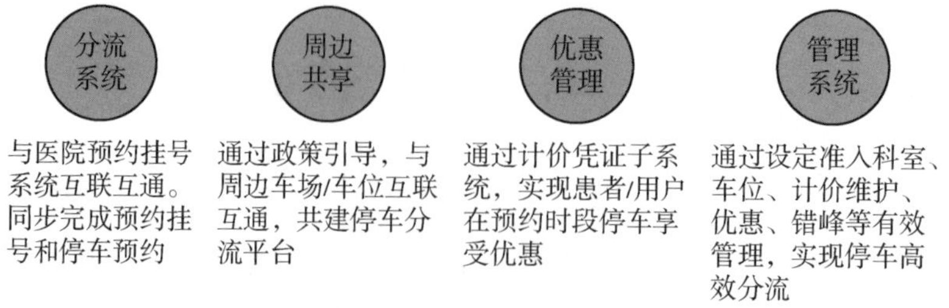

图 10-4　医院智慧停车分流平台

约后如有违约行为的，会视情况限制其使用预约功能等（上述案例来自网络公开报道）。

二、上海解决医院停车难的实践和做法

上海停车 APP 是由上海市城乡建设和交通发展研究院（上海数字化城市管理中心）开发，向社会公众提供"驾车导航、停车换乘、错峰共享、停车缴费、停车预约、停车充电、电子票据"等服务功能。它是由各家医院分别提供一定数量停车位给到该 APP，患者通过该 APP 预约。详细预约规则由各家医院自行设定，有的要求要有预约挂号记录，有的则没有。

医院停车难已经成为民众新的就医痛点，信息化、智能化是解决这一问题的主要方向。深圳、上海两地的探索都是基于全市整体，由政府部门牵头，整合医院和社会资源共同建设。当然，探索也还有一些深层问题未能触及，例如，如何预测就诊时长而进一步推进精细化预约，提高车位资源使用率等。医院的停车不仅仅是一个社会问题，也不仅仅是后勤保障部门的工作，还与医疗工作密切关联。因为停车的根本目的是为了就医，很大程度上就医时长决定着停车时长，医院患者服务量与停车资源量之间的比例关系决定着问题能否根本解决。各家医院医务部门的更深层次参与、更精细化工作可能才有助于医院停车难问题的更进一步解决。当然，根本解决则取决于医院管理者能否深挖潜力，千方百计增加停车位资源，改变目前患者服务量与停车资源量之间巨大的比例关系。

第四节　复旦大学附属儿科医院智慧便民服务（案例分享）

复旦大学附属儿科医院（以下简称儿科医院）"倾听窗口"服务品牌项目始于 2013 年"关注患儿就医体验行动"。为了在就医各环节提升患儿就医获得感与体验度，儿科医院将"关注患儿就医体验"服务品牌不断延伸和创新，通过数字化手段，主动收集患儿家长意见和建议，关心关爱患儿家庭心理需求，到最需要的地方去倾听患儿家长的声音。 2022 年 5 月，儿科医院将线上的"倾听窗口"开到了门诊、发热门诊和隔离病房。为了更便捷地获取患儿家长的建议，医院设计宣传海报和张贴二维码，用手机扫一扫，就能进入端口，填报建议和不足之处。同时，成立了专门的工作联系交流群，针对家长提出的意见，进行多科室多部门协调和整改，每天有专人查看、梳理、回复和汇总家长们的建议和咨询，优化服务，切实解决患儿的问题，并在 24 小时内进行问题反馈和改进措施的落实，进行后期地跟踪，取得家长的认可，持续优化流程，打造良好的就医环境，逐步提升就医满意度。例如，针对家长反映较多的核酸检测时长的问题，联合多部门对发热门诊核酸监测流程进行优化，缩短检测时长；在实际工作中，发现有些患儿家长还是对如何就医，就医地点、预约科室等存在疑问，医院借助微信公众号平台开发了智能导航、智能导诊分诊、智能预问诊等模块，就家长反映比较集中的问题或者想了解的科普知识做统一公众号推送和宣传海报进行告知。科技助力患者科学就医，取得了一定的成效。该系统上线仅仅 5 个月，就收到各类反馈信息 100 余条。倾听窗口有效地帮助管理者制订更加合理的流程，并拉近了医患距离，增进了彼此之间的理解。医院内各部门通力合作，进一步完善了诊疗服务。

此次"倾听窗口"的项目延伸和创新，从以往固定点接收投诉，转变为走动式倾听，线下的窗口服务点与线上相结合，多途径获取家长们的建议，以平等的态度让广大患儿和家属共同参与到医院诊疗服务中。

（沈国妹　高璇　钱玉萍）

复旦大学附属中山医院

复旦大学附属华山医院

复旦大学附属眼耳鼻喉科医院

复旦大学附属妇产科医院

复旦大学附属儿科医院

扫一扫，了解更多操作细节与技巧

第十一章 门诊综合管理平台

第一节 数字化时代的门诊管理

一、智慧医院与智慧门诊

（一）数据决策时代的高质量发展：信息赋能与数据驱动

在信息化和数字化高速发展的当下，大数据分析技术已经广泛应用于社会的各行各业。医院信息化、数字化建设与应用同步取得巨大进展，为医院的数字化管理奠定了基础。2020年3月，国家卫生健康委员会办公厅印发了《医院智慧管理分级评估标准体系（试行）》，针对医院管理的核心内容，从智慧管理的功能和效果两个方面进行评估，评估结果分0~5级。智慧管理评估标准的发布，为医疗机构科学、规范开展智慧医院建设提供指导，提升了医院管理精细化、智能化水平。2022年国家卫生健康委员会和国家中医药管理局联合印发的《公立医院高质量发展促进行动（2021—2025年）》，明确了"十四五"时期公立医院高质量发展的具体行动，其中就包括重点建设"三位一体"智慧医院。即建设电子病历、智慧服务、智慧管理"三位一体"的智慧医院信息系统，完善智慧医院分级评估顶层设计；提高医疗服务的智慧化、个性化水平。

在智慧医院的建设中，智能化和数据化成为医院信息从IT建设转向DT应用的关键，充分对医疗数据进行挖掘，发挥数据的巨大价值成为直接推动医院高质量发展的助推剂，促使医院管理从靠管理积累的经验决策时代进入到用数据说话的数据决策时代。新的技术革命带来的"信息赋能"和"数据驱动"，使得医院信息化建设出现了翻天覆地的变化。这既是发展机遇也是巨大挑战。

智慧门诊是智慧医院的重要组成部分，智慧门诊管理当然是医院智慧管理的有机组成部分。门诊作为医院医疗工作的第一线，是医院的"窗口"，是整个医院发展和服务水平高低、医疗质量好坏集中体现的地方。当下，门诊信息化应用已经深入门诊所有环节中，日常医疗工作过程中产生的数据规模呈几何级增加，通过对海量数据深度整合，挖掘其反映的问题，创新性解决问题，既提高管理效率，又降低监管成本，使门诊管理逐渐由粗放式后置管理，转向精细化的动态管理，让决策更加有"据"可循，让行动可以提前执行。

（二）国内门诊信息化应用与管理趋势与现状

21 世纪初，在国家政策和新兴技术推动下，门诊信息化在应用范围、应用技术、建设模式等各方面都取得跨越式发展。在应用范围上已从最初的付费、处方、发药等基本事务处理发展至涵盖门诊预约、记录、诊断、处方、检查、检验、治疗处置、手术、药事和医疗业务协同等全方位信息化应用。而这一切都为门诊智慧管理提供了基本数据来源，奠定了门诊智慧管理基础。

患者入院就诊，先要进行预约、挂号。预约挂号系统提供门诊预约服务，提供号源查询、就诊排班等服务。系统记录了门诊各科室和专家的预约挂号信息，自然可获取包括预约就诊统计，预约渠道统计，医生预约情况统计等相关数据。排队叫号系统记录了各科室患者挂号、报到、等待和就诊等情况。系统可实时获取待诊人数、待诊时间等数据，并可及时预警，使得门诊管理者现场管理更加精准高效。HIS 提供建档、挂号、费用缴纳、信息录入等服务。门诊管理者可以就此分析患者来源地、新患者还是老患者等多种信息，由此可制订更加契合患者需求的服务举措。门急诊医生工作站系统实现了门诊医生病历书写、处方处置、检查申请和报告调阅等业务一体化应用，门诊病史质量控制系统可同步嵌入其中，变门诊病史质量事后管理为事前、事中实时监控。电子处方与发药机自动对接，药品采用条码标识，形成药品全过程可追溯闭环管理。

药事管理系统实现了在线合理用药监控、处方审核、处方点评等功能，全院患者主索引系统，可以在各系统信息交互实现患者的就医服务关联，使患者信息在全院信息系统之间共享。医生在看诊、检查、检验、开药等过程中，都能获取患者的全部就诊信息，提高医院接诊质量和效率，同时实现了全周期全要素的患者健康管理。

门诊的信息化建设已经从信息化应用发展到信息化管理的新阶段。甚至在部分医院，门诊信息管理已从独立系统、本地化部署向基于信息平台、互联网和云计算发展。这使得集团化医院或其他紧密型医联体内业务性质相同的各成员机构共用一套信息管理支撑体系成为可能。

总体上，随着互联网、物联网、大数据、人工智能、云计算等新兴技术的融入应用，国内门诊信息化管理已经不再局限于医疗事务处理，它在支撑门诊安全、高效运行的同时，通过数字化高效管理，实现门诊业务流程、业务结构重塑，推进了门诊医疗服务模式的变革与创新，使老百姓可以获得更便捷、精准的医疗健康服务。

二、 门诊综合管理平台建设目标

（一）基本要求：数据准确，运行顺畅的实时化、信息化门诊质控体系

门诊运行中各个环节所产生的数据都可以被用来进行统计分析，以实时了解门诊现状，并及时做出相应处理。门诊质量的实时控制涉及部门、科室较多，除了门诊部作为门诊运行管理的"总管"之外，信息中心、后勤保障部、保卫科等部门均有需要实时监测的相关内容，建立完整的信息化质控体系较为困难。以复旦大学附属眼耳鼻喉科医院为例，该院致力于将完善的质控体系纳入门诊状况的实时监测中，依托医院信息化建设的持续改进及对于门诊情况的全局把握，建立了以大数据信息平台和"数据采集整合-分析报告"联动流程为两大组成部分的信息化门诊质控体系。实现了以下基本目标。

（1）强化诊疗规范管理，保障门诊正常运行。如可实时跟踪各级医生出

诊情况，包括开始/结束接诊时间、预约挂号/候诊人次、平均接诊时间、均次费/药费等，及时发现出诊异常情况，规范接诊，保障患者有序就医。还可实时跟踪实名制就医相关数据，做好患者身份识别和危急值的基础信息完善，保障医疗安全。在此基础上，利用大数据分析，还可进一步优化门诊服务，改善资源供给，优化门诊结构，对供需精细化管理，从而改善患者体验。

（2）完善门诊预警机制，提高门诊服务效率。如可实时监测各科室普通门诊接诊情况，发生待诊量超量预警提醒时，门诊管理者积极与科室联系，增派支援医生，做好门诊/住院统筹调剂，解决患者就医时间长问题，提高门诊服务效率。

（3）推进智慧门诊服务，改善患者就医体验。例如，实时监测非窗口结算比例，如果非窗口结算比例低于预设值，可及时与便民服务中心、保卫科联系，做好医院线上电子就诊卡/电子医保凭证、诊间支付等掌上智慧服务推广，引导使用无感信用支付、推荐指导患者实现一部手机完成整个就医流程，同时结合线下现场自助服务引导，尽快缓解排队缴费现象，减轻门诊挂号收费窗口压力，减少患者排队等候时间。

（二）最高目标：智慧门诊"司令部"，创新服务"策源地"

《"健康中国2030"规划纲要》中提出，推进健康医疗大数据应用，加强健康医疗大数据应用体系建设，推进基于区域人口健康信息平台的医疗健康大数据开放共享、深度挖掘和广泛应用。全面深化健康医疗大数据在行业治理、临床和科研、公共卫生、教育培训等领域的应用，培育健康医疗大数据应用新业态。

门诊是医院患者最多的地方，某种意义上也是民众健康需求的集中代表。门诊信息化获得的海量数据就是包含门诊服务质量、社会需求趋势在内的数据"宝藏"。如果通过相应算式算法，对这些数据进行深入挖掘分析，除了可以客观评价门诊服务质量外，更可以明晰门诊服务改进的方向、民众的需求等，从而助力医院科学决策，提升门诊服务质量；呼应民众需求，创新服务举措，更好服务民众。例如，以就诊记录为基础的患者医院健康档案就是既体现门诊医疗服务内涵，又反映民众需求，同时也是全民健康档案的重要组成部分。如果能实现上述目标，门诊综合管理平台就真正成为了智慧门诊的"司令部"，创新服务的"策源地"。

门诊综合管理平台创立初期要做好平台建设顶层规划，预留升级空间，根据政策及管理者管理实际需求，通过持续地建设，让平台逐步发挥中枢智慧大脑的作用，用数字决策为医务工作者提供支持、支撑和保障。让各种措施实现的同时，能够通过"平台"检测，将数据收回来，做到持续分析、改进。通过将数字化提供的智慧渗透到医疗服务中，潜移默化地改变整个管理场景，使平台从雏形开始不断完善，与管理需求互补，交叉，螺旋上升，以信息化为骨架，数据化为血肉，赋予管理以灵魂。

当然，门诊综合管理平台建设中，还必须注重内容安全、数据安全和技术安全，加强数据安全保障和患者隐私保护，在保证门诊核心系统和关键数据资产可靠、安全基础上进行。

第二节　门诊综合管理平台的建设基础

一、　建设打破数据孤岛的院级数据集成平台

医院现有的信息系统是在一个封闭的环境中，按照管理和业务要求经过多年的建设，逐步发展而来的。各个环节所应用的系统"烟囱林立"，数据呈现出严重的"孤岛"化。医院通过建立全院数据中心（CDR）平台，立足于医院已有的信息系统，将封闭在多套孤立信息系统中的数据释放出来，实现了物理集中；然后通过对数据的离散化处理，转变成各种有价值的信息，以帮助医院实现持续的质量改进和服务创新。由于信息更完整，使用更方便，各类用户的工作效率得以提升，决策判断的依据更加充分，服务响应更加及时。同时，通过全院数据中心平台建设，可大幅提高医院整体信息化水平，实现医院信息化建设的跨越式发展（图 11-1）。

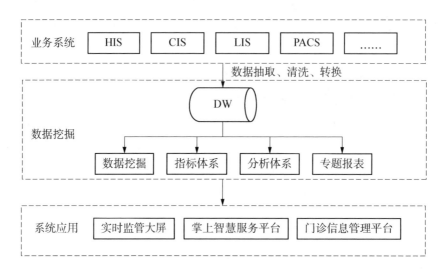

图 11 - 1 门诊综合管理平台数据架构

IT 架构层面需要转型和提升的内容总结为以下 3 个方面。

第一，在医院下一步信息化建设中，需要在继承现有信息化成果的基础上，基于现在积存下来的大量医疗信息进行面向管理、质控分析的重构，形成新的全院数据中心模型，并支持管理类、分析类、决策类的业务，例如建立医疗服务质量 KPI 指标体系，直接服务于医疗管理。

第二，物理集中、业务逻辑分布的数据中心架构，在满足并支持管理类、分析类、决策类的业务构建时存在性能、开发难度、信息组织等方面的建设难度。当前医院采取的技术架构，主要旨在满足事务型、窗口型、流程驱动型的信息共享，但对需要进行大量跨系统多数据集进行组织、比对、筛选的业务需求实现难度较大。并不能很好地契合下一代医院数据中心的技术要求。

第三，提高信息表达、信息流程、信息交换及信息处理过程的标准化，实现医疗信息的表述国际化的标准，形成院内的标准化描述，信息对外交换基于标准的组织形式，从而支持区域医疗、社区医疗、个人健康管理等新兴医疗管理。

二、 建设数据字典，精确定义指标内涵和统计口径

业务服务分析的依据是以原信息系统的业务数据为基础，从数据中提取信息和解读信息，将医院管理者获取信息的方式，从简单的数据使用转变为综合报表分析、多维分析和数据挖掘分析，协助政策制定和医院管理决策。因此，其产出的数据质量直接决定了政策导向及医院管理策略的科学性。

然而，在医疗业务发生过程中，信息系统数据都是由"信息发生点"录入或自动生成，其信息存储分散，生成的报表门类繁多，由于各部门关注点不同，一些内容相同的指标产出的数据也不尽相同。尤其对于一些统计术语标准化滞后及统计口径模糊的指标采集，如果缺乏必要的审核机制，容易造成数据质量下降乃至无效数据，故指标统计口径地解读及统计术语的规范化对建立具有指导意义的医院决策支持系统极其重要。可以说只有形成有效、清晰、准确的指标体系，才能详细准确、公正客观、及时全面地反映医院门诊的运行状况。

因此，需要针对不同的管理需求，事先制定规范化的指标统计口径，从各业务信息系统中甄别选用目标数据，再依据不同主题开展信息资料的分类研究，以保证能够充分挖掘和利用医疗信息资源，对医院精细化管理具有重要的意义。

以平均等待时间为例，它反映的是患者在医院就诊的便捷性，是满意度的重要维度。复旦大学附属眼耳鼻喉科医院高度重视这一指标。对门诊就诊全流程的患者等待环节进行监测，包括收费等待时间、检查等待时间、检验等待时间、发药等待时间等。当然，门诊管理者最关注的还是患者进入诊室看医生的等待时间。他们进一步把这个指标细分为：预约患者签到后平均等待时间、现场挂号患者签到后平均等待时间、全部患者签到后平均等待时间。同时还支持将数据下钻到科室和个人。在与统计部门、绩效考核部门充分讨论基础上，共同统一了每一个指标的统计口径。以预约后平均等待时间为例，预约后平均等待时间指的是门诊患者按预约时间到达医院后至进入诊室前的平均等待时间。

具体算法为医生点击叫号系统（意味着该被叫到号的患者可进入诊室看诊）的时间减去患者到分诊台或通过信息系统（自助机、APP等）签到的时间。

在实际统计过程中，该院对于预约后平均等待时间数据提取做出明确规定，包括：①只统计预约患者。②支持数据下钻，即可提供按挂号科室、挂号类型分类统计，如普通门诊，专科门诊，专家门诊等（如图11-2）；专家门诊、特需门诊数据需落实到专家个人。③支持按每个时间段计算预约后平均等待时间，而不是按照一个出诊时间（半天）计算。即如果某专家门诊以半小时为1个时段设置了3个号，则应可统计该半个小时3位预约患者的平均等候时间。④统计规则需考虑全部影响因素。他们总计考虑到如下情形并分别制定了统计口径。

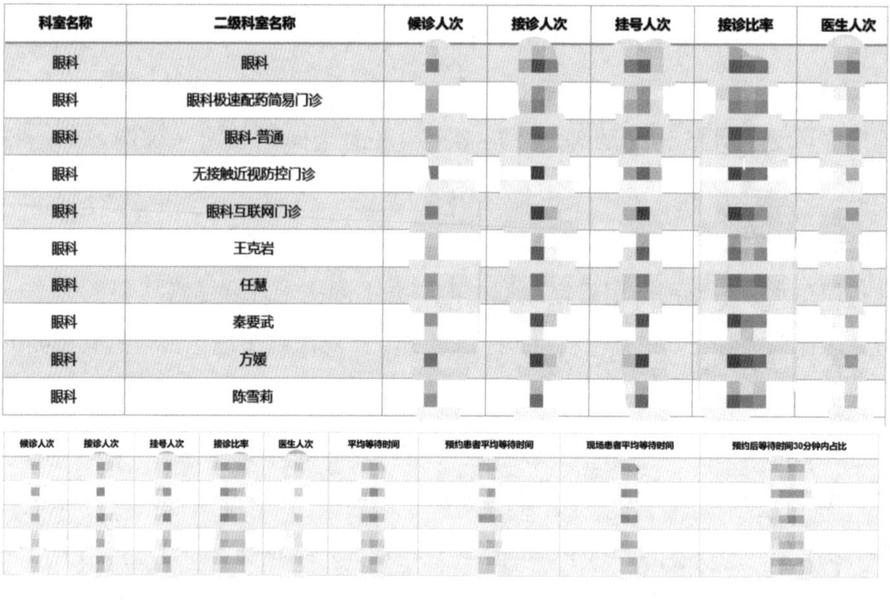

图11-2　门诊精细化管理平台——预约后等待时间实时监测

（1）如果在正常预约时间内，以及迟于预约时段签到，则预约后患者平均就诊时间＝实际就诊时间－签到时间。

（2）如果比预约时间提前签到，就诊时间在预约时间之内，则预约后平均等待时间＝实际就诊时间－预约时间。

（3）如果提前签到，又提前就诊，则预约后患者平均等待时间＝实际就诊时间－签到时间。

（4）如果在签到后，未能及时就诊，导致过号，患者需要二次签到。则预约后平均等待时间＝实际就诊时间－第二次签到时间。

以上仅仅是"预约患者预约后平均等待时间"这一项指标的统计口径，事实上，每一项指标、每一项数据都需要建立明确定义和统计口径，甚至个别指标需要根据不同的政策要求建立不同的统计口径，这需要管理者尤其注意，避免混用。比如门诊人次，各家医院一般都把挂号人次当做门诊人次。但是，内部分析的时候往往又需要剔除核酸检测挂号人次，这是疫情特殊阶段的特殊门诊人次，分析门诊质量一般应剔除这一因素。同时，还有因为患者需要得到放射检查胶纸片等原因而需要追加费用，管理者所采取的零元挂号等情况，这类挂号也应剔除。而同时也存在着患者实际已挂号未就诊的情况，这也不应该计入门诊人次。还有退号等各种情况。所以具体到细节，任何一个指标都需要门诊管理者精确定义。

打破信息孤岛，建设数据集成平台，让门诊管理者能够把需要的管理数据抽取出来仅仅是门诊信息化管理的第一步，如何抽取，按照何种规则抽取则是门诊管理者必须下细致功夫的一项系统工程。事实上，各家医院的门诊综合管理平台往往还有一个模块，叫作数据字典，就是给出各个数据、指标的明确定义和统计方法，以方便使用。只有完成了这两项基础工作，门诊综合管理平台才具备了基本的效度和信度，从而才具有实用性。

第三节　门诊综合管理平台的运行模式

门诊综合管理平台是架构在门诊各个业务系统之上的一个平台，它对各个业务系统的运行情况进行实时监控，同时又从各个业务系统中提取数据作为进一步决策与管理依据。因此，首先要从门诊整个信息系统的角度来看待门诊综合管理平台的定位和作用。

以复旦大学附属眼耳鼻喉科医院为例，整个门诊信息系统，根据业务场景和面向角色，可以分为如下两大类别（图11-3）。

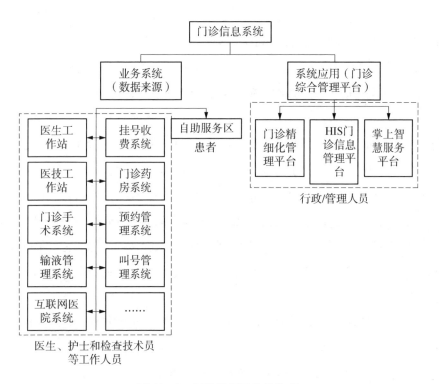

图11-3 门诊信息系统的构成

一是业务系统，门诊各岗位工作人员主要是医生、护士、检验、检查技术员、收费员等开展工作直接使用的系统，如医生工作站、医技工作站、药事服务系统、门诊手术室系统、挂号收费系统、预约管理系统、输液管理系统、叫号管理系统。业务系统还包括主要由患者自主操作进行的智慧服务系统。患者可在移动端、自助服务区实现自助的申卡/绑卡、预约、挂号、缴费、取报告单等功能，而无须在窗口排队完成以上工作。

二是应用与管理系统，由门诊行政管理人员使用，主要操作的系统为门诊精细化管理平台（实时监测管理平台）、HIS信息管理平台、掌上智慧服务平台。这些系统主要通过实时监测及累计值查询等方式，对指标进行规律性统计分析，并依据分析不断优化门诊资源配置。基于该综合管理平台，行政/管

理人员实现了对所有工作人员和各业务系统工作情况的实时及累计值追踪
（图11-4），了解门诊运营状况，并根据医疗规范拟定出多个应急预案，最终
实现"可预防的重大安全事件零发生，高风险的医疗操作流程零缺陷，建立高
度可信赖的医疗质量控制系统"的质量与安全管理目标。

科室或专家	时段	平均等待时间_分钟
眼科	08:00-08:15	
眼科	08:15-08:30	
眼科	08:30-08:45	
眼科	08:45-09:00	
眼科	09:00-09:15	
眼科	09:15-09:30	
眼科	09:30-09:45	
眼科	09:45-10:00	
眼科	10:00-10:15	
眼科	10:15-10:30	
眼科	10:30-10:45	
眼科	10:45-11:00	
眼科	13:30-13:45	
眼科	13:45-14:00	
眼科	14:00-14:15	
眼科	14:15-14:30	
眼科	14:30-14:45	
眼科	14:45-15:00	

图11-4 HIS信息管理平台——一段时间内预约后等待时间统计

根据这一定位，门诊综合管理平台运行模式主要体现在以下三个方面。

一、门诊运行情况的实时监测

以复旦大学附属眼耳鼻喉科医院为例，该院作为国家卫生健康委员会所属
唯一一所集医、教、研为一体的三级甲等眼耳鼻喉专科医院，医疗辐射全国各
地，由于医院门诊楼建成时间长、建筑布局难以满足日益增长的患者就医需
求，高峰时间门诊大厅人满为患。因此医院结合以"大门诊，小病房"的特
色，改变以往经验式管理，于2014年创建"门诊综合管理平台"。该院从自身

门诊发展特点及国家和上海市相关政策出发，确立了门诊运营、质量、服务、效率、费用 5 大类管理指标，以及门诊出诊管理、门诊预约管理、门诊医技管理、门诊实名制就医管理、门诊医疗预警监控等多个管理板块，实现门诊运行情况的数字化实时监控与预警。

其 5 大类指标又包含多个具体数据指标。事实上，随着管理的精细化，各种小的指标一直都在不断增加。

（一）数量指标

包含门诊量、门诊预约量、门诊手术量等类目。

（二）效率指标

包含门诊检查预约等待时间、就医等待时间、诊室利用率、发药等待时间等类目。

（三）质量指标

包含实名就医管理、电子病历录入管理等类目。

（四）费用指标

包含医保处方均次费用统计、非窗口结算比例等类目。

（五）服务指标

包含门诊患者来源、屈光档案监控、互联网医院、自助服务等类目。

二、门诊管理的数仓及可视化展示

如何让各个指标数据一目了然呈现是确保实时监测效果的重要内容。门诊综合管理平台集合了医院各业务系统的大数据，整合了医院多个系统包括门诊挂号收费系统、门诊电子排队叫号系统、门诊药房系统、门诊医生工作站、门诊医技工作站、门诊出诊排班系统、门诊自助服务系统、互联网医院系统等，因此它有海量的数据，大量的监控指标。如何让管理者最短的时间掌握这些指标和数据呢？借鉴飞机驾驶舱的理念，多家医院建设了管理驾驶舱，将多个指标分别以图表、数字等形式以视窗模式展示在同一大屏幕上，同时可根据需要，将各个指标进行分类分层展示，比如将门诊运行中的薄弱环节，不容忽略的关键指标放在首页展示，同时根据需要可随时切换不同指标以及指标的统计时间、呈现形式等（图 11-5）。

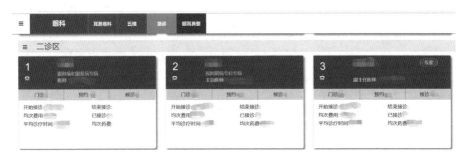

图 11-5 门诊精细化管理大屏（医生接诊情况）

数据统计指标及可视化展示模块并非一成不变，复旦大学附属眼耳鼻喉科医院"门诊综合管理平台"平均一年半升级版本 1 次，最新的"门诊精细化管理平台"5.0 版本，更是结合了上海市申康医院发展中心下发的《上海市级医院"便捷就医服务"数字化转型工作方案》，增设数字化转型专栏，对门诊电子病史填写及打印情况、互联网医院的相关指标及居民屈光档案建立进行监控。

三、 门诊智慧评价与决策体系：数据的再挖掘与深度运用

门诊综合管理平台是对门诊医疗数据的全方位管理，其涵盖指标内容丰富，主题内容多样，不仅可以对关键指标实时监测和一定时期内的数据横纵向比较，自动生成图、表；还可以按照不同维度自由组合与层层下钻，挖掘到指标对应的时间、院区、科室、医疗组和医生等信息。管理人员通过定期地、深入地分析，可以精准评价门诊的质量与服务；也可以找到导致指标变动的原因和对应人员，并由此提出具体整改要求或合理化建议，或制订实施相关举措，促使服务质量、服务流程、管理流程进一步优化，同时为医院、科室的科学排班、人力调配、绩效管理等提供有力依据，还可以在医院累积的大数据基础上，构建预测预警模型，并提前制定相应策略与举措。因此，门诊综合管理平

台不仅是一个实时监管平台，还是门诊的评价、决策平台，在推动门诊质量持续改进的同时实现门诊科学决策，推动医院高质量发展。

当然，现阶段大多数医院对管理数据的再次挖掘多处在数据人工整合和研究阶段。例如，复旦大学附属眼耳鼻喉科医院门诊部每月编辑、制作的门诊分析报告（图 11-6），就是在整合分析前述 5 个维度指标基础上，充分发挥门诊管理者的智慧，给出门诊管理的意见和建议。这份报告不仅提交院领导，同时也在该院科主任会议、门诊例会等的会议上公开通报。它已经成为了该院门诊策略制订的最重要依据，也是业务科室管理的重要抓手。

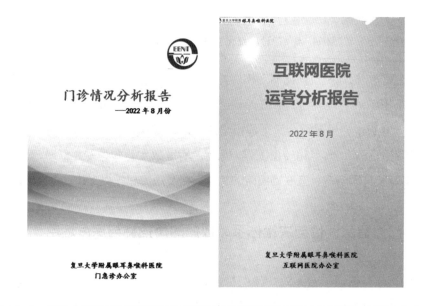

图 11-6　复旦大学附属眼耳鼻喉科医院门诊与互联网医院情况分析报告（2022 年 8 月）

下一步，如何在综合管理平台中更进一步深入融合门诊管理者的智慧，使之真正发挥智能决策的作用，还有待门诊管理者和信息技术人员更加深入努力和合作。

随着新医改的不断深化，医院高质量发展策略的层层推进，随着信息技术的快速发展，智慧医院已经成为当下医院发展的必然路径。智慧门诊管理是智慧医院建设的重要环节。在当前人民日益增长的健康生活需要和不平衡不充分医疗资源供给之间矛盾已成为医疗行业面临的突出矛盾时，运用信息化手段，通过精细化管理，深挖医疗资源潜力，优化医疗资源配置，为社会提供更多更好的就医资源成为解决矛盾的主要思路。为此，门诊管理者需要对门诊全流程、全要素进行数据化精准管理，建设门诊大数据综合管理平台，最大程度发挥门诊数据化管理价值，最终达到提高门诊服务质量，增加门诊服务能力，改善门诊服务体验，满足民众安全、便捷、优质医疗服务的目标。

门诊的信息化建设是一个长期、迭代、渐进式的过程。管理人员在国家政策的引导下，在精细化管理和运营的道路上，利用信息化技术构建科学化、精细化和规范化管理体系，不断探索门诊管理新模式、门诊服务新举措，提升医院管理精细化、智能化水平。门诊综合管理平台是这一理念指引下的重要成果。它推动门诊工作观念的转变，从被动服务转向主动服务，提升了门诊服务的内涵和质量。它通过数据化客观指标为门诊管理和决策提供了强有力的抓手，推动了管理的科学化，提升了门诊服务的效率。

当然，现阶段由于技术和理念的限制，门诊管理平台面临着系统安全性、可靠性、稳定性、友好性等方面的一系列挑战，这些都需要门诊管理者和信息技术人员携手努力，在更加细致、深入、周全的工作中逐步解决问题。无论如何，门诊综合管理平台的建设第一次实现门诊管理的数据化、可视化，为门诊科学管理奠定了坚实基础。随着这一平台内容的更加丰富和完善，它必将在未来医院门诊管理、智慧医院建设中发挥越来越重要的作用。

（谢诗蓉　陈琼洲　叶正强）

第十二章　智慧化疫情防控

　　新型冠状病毒感染疫情使全球的医疗服务系统受到了震荡，面对面的医疗服务急剧下降，但同时也使得人工智能、大数据等技术迅速发展，数字化医疗受到社会的普遍关注。2022年，博鳌亚洲论坛中，有科技公司代表表示："科技是抗疫最有力的力量。在整个抗疫过程中，无论是在对新冠病毒的病原学、流行病学研究，还是在疫苗开发、药物研发、临床救治中，科学技术都极大地提高了我们的工作效率，同时降低了科研人员、医护人员和志愿者们的感染风险。"世界经济论坛创始人克劳斯·施瓦布在《后疫情时代——大重构》一书中认为，疫情会加速互联网、人工智能（AI）等新兴科技的发展，数字化转型将获得加速发展。

　　在上海，以互联网医院为代表的数字医疗得到了空前发展，与此同时，数字化防疫也迅速从设想走向实践，助力常态化疫情防控，让抗疫更高效。"防疫数字哨兵"集身份认证、健康码状态、核酸信息、疫苗接种、体温检测等多功能于一体，民众只需将随申码或身份证轻轻一扫，1~2秒就能判断是否可以通行。疫情期间，该设施被广泛应用于交通场馆、学校等重要场所，更是在全上海所有医院得以部署，成为上海数字防疫的标志性内容之一。

　　当然，医院门诊的数字化疫情防控不仅仅是数字哨兵，从数字哨兵还未诞生时各家医院的防疫工作中自始至终就融入了数字化、智慧化的理念。目前，除了数字哨兵，门诊的疫情防控多个环节如预检等都已经实现信息化。

　　考虑到疫情形势复杂多变，防控政策因之改变，同时信息技术在门诊疫情防控中所起的作用有一个认识与发展过程，相关软件与设备的研制同样有时间周期。事实上，上海各大医院门诊疫情防控都有许多过程性的举措，并不一定适合各地的情况和新的形势。因此，本章更多介绍在重大传染病暴发时，智慧医疗的防控理念和思路，以及上海市疫情防控工作领导小组的统一要求，较少涉及各家医院的具体举措。

第一节　守好入院第一道关口：信息化出入口管理

伴随着科学技术的不断发展，信息化出入口管理已经成为安全防护领域不可或缺的一个组成部分。医院人流量大、人员进出频繁、人员身份复杂，仅依靠人工管理，难度很大，容易出现遗漏、辨别不准确的情况，使用信息化出入口管理，可以识别进出人员，准确性高，管理也更加严密。

一、　实施信息化出入口管理的意义

为提升市级医院应对重大疫情和公共卫生事件处置能力，强化科学化、精细化、智慧化管理， 2021 年上海申康医院发展中心发布《市级医院进出口人员管控工作实施方案》，方案中要求各级医疗机构充分运用互联网、大数据、人工智能等信息技术手段，提高医院科学化、精细化、智慧化管理水平。同时根据当时疫情防控形势，要求通过软硬件及其配套管理措施建设，实施医院进出人员信息数据实时采集、分类管理、精准统计、动态分析，实现医院进出人员信息精准掌握，为相关管理工作提供决策支持。

实施信息化出入口管理，在疫情常态化管理和精准化防控中，医院落实"守好门"的职责，实现医院人员进出精准管控。在楼宇出入口实施人员信息实时采集及核验，可有效降低院内感染风险，消除疫情隐患。

二、 信息化出入口管理的形式和范围

信息化出入口管理融合门禁、考勤等一体化管理系统，建立一个以闸机为基础、集结大数据的综合性管理系统，实现智能化、高效率的人行出入口控制。

为了实现所有入院人员信息的有效管理，需要将进出医院人员分为在职员工、学习培训人员、外包服务人员和其他来院人员（含患者、陪同家属、探望慰问等）4个类别。同时针对前3类人员建立分类数据库，至少包括人员姓名、身份证件、所属类别、所属单位等，事先录入，事中可及时比对。对于来院其他人员，尤其是患者的管理，"数字哨兵"则发挥巨大作用。

三、 通行管理的全面化和集成化

疫情防控后期绝大部分医院入口处都部署了"数字哨兵"，可以实现快速通行，其实在此之前，各家医院也已经设置信息化闸机通道，只是读取的信息没有那么全面化和集成化，比如，从2020年起，各家医院的入口体温监测基本都采用红外测温仪；再比如随申码读取的信息可能只有是否绿码，不包括核酸检测信息等，数字哨兵是这些功能的集大成者。

需要指出的是，大部分医院都采用了闸机式数字哨兵，考虑到医院通行对象的复杂性，入口闸机应该同时配备标准化及超宽通道闸机，同时可以满足人、携带行李、轮椅等的通行。与此同时，医院需要兼顾不同人群特征，满足无智能手机的老人、不会查看健康码的陪同人员等的需求，开放人工预检分诊通道。另外，出口处通道宜设置为单向自动感应门，当患者离院通过该区域后感应门自动打开。

四、 软件平台

各级医院以院区为单位建立医院进出人员信息管控平台，且应与本院人员

分类数据库对接，获取人员信息数据，对院内通行人员情况进行统计、分析。

第二节　流行病学调查及审核系统

重大突发公共卫生事件，对全世界各国人民生命健康及安全都造成了威胁。迅速、准确的流行病学调查（简称流调），是实现病毒早筛查、早发现、早隔离、早报告，有效阻断传播链条，最快控制疫情蔓延，进而战胜疫情的关键手段之一。医院门诊更需要在保证患者高效就医的同时，将此项工作严格落到实处，确保患者安全就医。虽然流调的具体内容经常更新，但是信息化流调与审核系统自 2020 年起在各家医院上线运行至今，能够实现来院人员全覆盖，一个不落。

系统在流调内容上主要设置四大块：一是填写人基本信息，包括姓名、身份证号码、联系方式等；二是健康状况，包括是否有发热、咳嗽、咽痛、呕吐/腹泻、肌痛/乏力等；三是有无聚集性发病情况，包括家人、同住人等是否有上述症状；四是近期行程及接触史，有无疫情中高风险地区的旅居史或传染病患者接触史等内容。需要值得注意的是根据疫情防控形势变化，流调内容也要进行反复多次改变。后期为了及时掌握全国疫情中高风险地区情况，各家医院信息部门各出奇招，务必让每位员工在打开工作电脑第一件事就是先收阅疫情中高风险地区最新更新文件，同时，在员工企业微信号上收到最新版的中高风险地区名单。

一、 实施智能化流调及审核系统的具体举措

（一）从预约开始，鼓励民众主动参加流调

患者预约成功，医院会通过短信与患者进行确认，我们在这条短信里增加了流调的链接，患者只需要点击链接就进入"门诊流行病史调查承诺书"，填写后确认，信息即进入系统后台，并自动审核。

患者就诊当日一早,医院会再次自动推送流调短信提醒和链接,同时提醒患者将该短信转发陪同人员,提示陪同人员也需要进行流行病学调查。

(二)门诊入口二维码扫码流调和人工流调相结合

如果在院外时患者没有填写调查承诺书,那么在医院入口沿路通道,会张贴流行病学调查二维码,患者通过扫码进入"门诊流行病史调查承诺书"。如果个别患者没有智能手机,则进入专门人工流调通道,需要出示身份证、医保卡等相关证件,工作人员会一一询问相关内容并录入电脑。

(三)医生接诊时再次流调

医生接诊每一个患者时,医生工作站首先跳出相关流调内容,之前患者在预约、进院等各个环节填写的内容也一并呈现,医生要对患者再次逐一问询并确认后,才能进入病史书写。在实际工作中,有个别患者存在自行填写时故意隐瞒实情,而在诊室如实告知医生的情况。

(四)系统自动审核功能

因为在不少环节都是患者自主填写,为了提高识别的及时性,该系统建设之初同步开发了自动审核功能。系统对"门诊流行病史调查承诺书"中的每一个问题都设定了通过审核条件,自动审核通过会发送通过审核短信。若有问题不通过就进行提示或预警,要求患者前往人工通道进一步审核。对于现场审核中认为不能排除传染病感染风险的患者则由专人通过专门路径送至发热门诊就诊。

二、 加强流调审核人员培训及考核

对门诊从事流调审核工作的人员应做到培训及时,可采用线上与线下相结合、文字与视频相结合、自学与指导相结合、现场和模拟相结合的方式,培训后经考核合格方可上岗。并且对流调审核人员进行随机抽考,确保人人准确且全面掌握流调审核工作流程。此外,在培训和考核中,特别强调医务人员要以患者及家属为中心,在平时工作中突出人文关怀。

在疫情常态化管理下的后疫情时代，既要严格落实疫情防控各项措施，又要满足人民迫切的就医需求。门诊通过电子流调结合人工流调的方法，不断改进流调及审核系统、精心设计流调及审核流程、精准制订流调及审核制度、精细落实流调及审核措施与人文关怀，是避免传染病患者漏检及发生院内交叉感染的关键。

第三节　信息化助力疫情应急管理

疫情防控就是与病毒赛跑，需在第一时间摸清感染者活动轨迹，锁定重点人群并密切监测。感染者一旦出现不适症状，大多会到医院就诊，因此，医院就成为感染者大概率会到的区域。一旦发现了阳性感染者，医院如何应急处置，直接考验着每家医院的处置能力和管理水平。

在上海市疫情联防联控指挥部、上海市卫生健康委员会等各级领导的要求和指导下，各家医院都制定了自己的工作方案，包括防护物资、防护标准、人力资源保障、医疗救治、消杀处置等方方面面都反复推敲，并根据防控形势及时调整。门诊人流量大，风险因素多，区域范围广，更需要调动一切有利因素，制定周密而切实可行的应急预案，并定期开展演习。在门诊的应急管理中，有两个关键内容，因为有信息化助力，让整个工作更加精准、高效。

一、一键调阅感染者门诊活动轨迹

核酸检测一般要6~8小时才能出结果。很可能检测结果出来的时候，患者已经看完门诊，离开医院。我们需要第一时间了解患者在门诊的活动轨迹。通常通过打电话调查，但是患者对医院不熟悉，往往很难说清准确时间地点，给工作增加了一定的困难。针对这些问题，大家集思广益想办法，患者来院就诊，医院HIS中会留有他的诊疗信息，即使是陪同人员，他的活动轨迹也与患者大概率相同。如果以HIS中抓取的信息为主，再辅以公共区域监控信息，就能很快确定感染者轨迹及相关接触人员。医院信息部门按照这一思路，迅速开发了一个小软件，以患者姓名及身份证号码为索引，可分别查询 HIS 中医生工作站、护士工作站、医技检查工作站、财务系统、药房系统等门诊工作子系统中产生的信息，包括各个诊疗环节精准时间、接诊诊室号及医生信息、检查仪器号及操作员信息、取药窗口及药剂人员信息、付费窗口及收费人员信息等。这样，一旦需要，只需要输入患者身份信息，患者在院的主要节点即刻显示，而且时间精准到分钟，地点定位到哪间诊室或者哪台机器。工作人员再根据这些信息去调取相关区域监控，就能迅速完成患者在医院全流程轨迹追踪，为接下来的疫情防控工作赢得时间，赢得主动。

二、 闭环期间人员信息化管理系统

按照防控手势，在疫情防控特定情况下，上级疫情防控指挥部门会要求医院进入闭环管理。医院闭环管理，第一步也是最关键的一步就是弄清楚院内人员情况。门诊范围大，人员多而杂，而且紧急情况之下，患者和家属难免紧张担心，如何在最短时间内安抚好患者并清点门诊范围内的准确人员情况呢？信息化成为我们重要的方法之一。

为了做好闭环管理工作，各家医院都制订并不断完善相关预案，有的医院还自主开发了一套管理软件。在该软件内，医院所有区域按照一定规则细分成若干单元。门诊单元划分的原则是该区域能够完全封闭，且有饮用水、厕所等基本生活条件。每个单元都可生成各自的二维码。所有人员通过扫所在区域的二维码报到。扫码后人员所处地点自动生成，不能更改。人员只需要填写姓名、身份证号码、手机号、性别，并选择人员类型，人员类型设定了本院职工、患者、陪同人员、来访人员等几大类型。人员填写确认后系统能够自动生成患者编码，该编码也是此后闭环管理期间患者领用生活物品、参加核酸检测等的编码。同时软件具有自动统计功能，再配合现场工作人员的管理和指导，工作人员可以帮助没有智能手机的老年人代为扫码填写等，很快就能把所有门诊区域的情况统计完毕，每个区域滞留多少人员，多少患者及家属，多少工作人员，一清二楚。而患者看到医院准备充足，工作分工明确，条理分明，也会安心和放心，积极配合工作。

门诊疫情防控是一个系统工程，涉及人员、物资、环境、流程等方方面面，科学、精准、高效是门诊疫情防控的总要求。但是，面对门诊大客流，要做到这些必须依靠信息化，从入口管理到信息化流调到应急状态的人员活动轨迹调查再到闭环管理，每一项工作都是如此。信息化不仅仅是门诊疫情防控的主要方法和思路，也是门诊应急管理、安全管理的必然要求。每位门诊管理者都应该建立起信息化思维，建设更加高效、安全、便捷的智慧门诊。

（沈国妹　高璇　钱玉萍）

复旦大学附属中山医院

复旦大学附属肿瘤医院

复旦大学附属眼耳鼻喉科医院

复旦大学附属妇产科医院

复旦大学附属儿科医院

扫一扫，了解更多操作细节与技巧

智慧就医

50 问

第十三章 事先做功课，看病少弯路

1. 不舒服了，需要立刻去医院吗

当有亲人或朋友在医院工作，他们经常会被问到这个问题。我们理解部分患者的心态，自觉没有问题但又不确定，心怀忧虑，求证在医院工作的朋友。但其实，不管是医生还是护士或者是医院其他人员，都很难回答这个问题。因为工作人员专业不同，分科不同，很多疾病并不掌握，况且没有当面问诊，症状、病史了解并不全面，也没有相关检查报告，无法准确诊断，谁敢说一定需要怎样呢。通常我们一般给出这样两个建议，让朋友自行决定。

一是让朋友通过互联网医院进行咨询。当下，大多数公立医院都建设了自己的互联网医院，患者只要登录注册即可使用。我们能起到的作用大约就是可以指导朋友看什么专科吧。

二是不答反问，我们会罗列必须看医生的几种情形，请朋友自己判断。几种情形罗列在这里，并不全面，仅供参考。

（1）如果身体某些功能受损，需要立即就诊。比如眼睛突然看不见了，耳朵突然听不见了，胳膊或者腿脚突然动不了了……

（2）如果身体出现不能忍受的疼痛，需要立即就诊。疼痛是身体发出的警报。不管是为了解除疼痛，还是尽快诊断，准确治疗，都需要患者尽快就诊。

（3）如果某种症状反复发作，建议尽快到医院就诊。有些患者认为是老毛病了，忍忍就过去了。但是您可知道，很多恶性肿瘤就是这样错过了早期发现的最佳治疗期。因此，对于反复出现的不适，最好尽快去医院看诊。

（4）如果患者正处在疾病的治疗过程中，但是出现了与医生预判的不同的情况，建议尽快就诊上次接诊您的医生。比如医生告诉你这个病没什么，过几天自己就能好。但是您过了几天也没有好，甚至自己感觉还更严重了，那么最好再去看医生。

无论如何，每个人必须对自己的身体健康负责，与其寄希望于朋友帮您判断是否需要看医生，我们更建议您让医院的朋友帮助选择看哪个专科的医生更对症。

2. 普通民众怎么才能知道自己的疾病该挂什么专科

先给大家讲个挂错号的故事吧。曾经门诊接待室接待了一对母女。母亲一大早先赶过来挂号，女儿把孩子寄放在朋友家中后再赶过来陪母亲看病。母亲告知挂号员自己甲状腺有毛病，挂号员就给挂了"甲状腺、颈部肿块"专病门诊。可是等到了诊区，患者发现挂错了，就去挂号窗口交涉，后面与挂号员发生了争执。母女俩就到门诊接待室来投诉挂号员业务不精，挂错号，情绪非常激动。我们了解下来，原来这位母亲患有甲亢，这次是定期到医院复诊。我们后来给她改挂了内分泌科的号。这对母女的问题是解决了，但是，同样的事情其实还是会发生，而且也不能算挂号员的错，至少不是全部。

现在三级医院分科越来越细，尤其还进一步分出非常多的专病、专科门诊。像中山医院就有 50 多个业务科室，200 多个专病、专科门诊。就普遍存在一个器官的毛病有多个科室可以诊治的情况。例如甲状腺疾病，一般对于它的内科治疗是属于内分泌科，可以挂内分泌科普通门诊号，此外这个科室还有两个专病门诊，一个是"甲亢、甲减与甲状腺术后门诊"，一个是"甲状腺结节专病门诊"。这两个专病门诊区分很清楚，一个是只看 3 个病，即甲状腺功能亢进，甲状腺功能减退及甲状腺手术术后治疗与随访。另一个就只看 1 个症状：甲状腺结节。此外，普外科也看甲状腺，开设了一个专病门诊，叫作"甲状腺、颈部肿块专病门诊",是以手术治疗为主。这样,实际上就有5个相关门诊都能看甲状腺的疾病,但具体看的病则有不同。挂号员没有仔细询问,工作中有不到位的地方。此外,挂号员没有医疗专业背景,无法准确判断患者该挂什么科;这位母亲表述不清,没有先去预检也是原因之一。但实际上,不论对挂号员还是患者准确挂号都有一定难度。那怎么办呢?挂号前先到预检处听从专业护士分诊当然是最高效和准确的做法。可是,如果患者自己网上预约可怎么确保准确呢?

在这里给大家几条建议。第一,第一次看病的时候,一般从内科看起。比如肠胃不舒服,我们一般都先看消化内科,不会上来就看普外科。而至于是看消化科还是呼吸科、内分泌科、血液科?当然主要是根据发生病变的器官或系统来的,如果不能分辨,建议您可以先去全科医学科就诊,他们的专业范围比较广,一般常见病都能处理,即使全科不能处理,也能为您准确分诊。第二,第一次看病的时候尽量选择科室普通门诊,不建议选专科专病门诊。这个时候患者无法确定身体哪里出问题了,就尽量选诊疗范围更广一些的门诊类型。第三,医生确诊以后,后续治疗首选专病、专科门诊。它是普通门诊下面的一种门诊类型,多是为某一种或某个方面疾病的诊治而设置,针对性强,出诊医生专业方向明确,诊疗效果更有保证,诊疗费也比较低廉。

当然,现在各种各样的智能导诊软件也有很多,大家也可以借助导诊软件进行导诊,明确应就诊科室。

3. 专家门诊是看病首选吗?看一个感冒这样的普通毛病,值得为了名医、名院而舍近求远吗

专家,在大多数患者眼中,意味着更丰富的医疗经验、更高的医疗技术水平,更好的疗效,这是我们对专家的基本认知。事实也基本如此,但是有几点内容被大家有意无意忽略了。首先,专家都是在某个专门领域有优于别的医生的地方,专家都有自己的专长。如果患者盲目迷信专家,不管自己的疾病是否是专家擅长的方向,那就浪费了专家资源,自身也没有得到最适当的诊疗。曾

经普外科有位研究乳腺疾病的专家就抱怨，一次专家门诊，经常只有一半是乳腺相关疾病，还有许多诸如甲状腺、胆结石、痔疮等疾病的患者都挂他的号。这就属于对专家资源的"不当"使用。

其次，患者往往还忽略了自身疾病进程。在疾病初起阶段，一般都需要通过相关检验、检查来明确诊断。这时候普通门诊和专家门诊差别不大，都需要开具检验、检查。当检验、检查结果都出来了，首诊医生无法确诊时，就是专家大显身手的时候。专家可以凭借更高的医疗技术水平，更丰富的临床经验，给出明确诊断和更恰当的治疗方案。当疾病按照临床诊疗规范已经在治疗中，或者病情已经平稳，需要定期随访时，这时候就不必再看专家了，相应专病门诊、随访门诊就足够了。

热门专家自有热度高的道理，但是看专家要注意选准专家，选对时机，才能让自己花最少的金钱、最短的时间而获得最恰当的诊疗。

4. 人生病了特别难受，但是急诊竟然说我不符合急诊指征，要我看门诊。那患者怎么知道什么病该看门诊，什么病该看急诊

确实，在门诊经常会遇到由急诊转过来的患者。当然门诊预检指导患者转急诊的情况也不少。在两个不同的诊疗区域辗转，不能及时得到救治，患者痛苦不能很快缓解，由此而引发的困惑和不满也不少。因此，懂一些门急诊的分诊知识还是很有必要的。

急诊在《现代汉语词典》的解释指病情严重，需要马上诊治。急诊室应当是承担危重症患者紧急抢救、快速处置、合理分流的场所。为了保证这个急诊救治通道的畅通，建议非急症患者去门诊就诊。但是，对于非专业人士来说，判断自己是不是急症确实挺难的。某急诊预检分诊护士建议，至少以下 10 种情形，应该到急诊就诊：①高烧，成人体温超过 38.5℃时；②呼吸困难、严重的哮喘发作；③患者昏迷、休克、抽搐；④急性外伤所致的出血、骨折、烧伤等；⑤剧烈腹痛、胸痛、肾绞痛等；⑥严重的心律失常、心绞痛等；⑦发生血尿、急性尿潴留等；⑧急性中毒、严重的呕吐与腹泻；⑨气管、食管、鼻腔、

耳道等人体各种腔道异物梗阻等；⑩慢性疾病急性发作时。

看急诊您还必须了解一个与门诊截然不同的规则，就是急诊不是完全按照您挂号先后顺序接诊的，而是优先按照患者的病情紧急和严重程度进行，一般将急症分为Ⅰ、Ⅱ、Ⅲ、Ⅳ共4级，Ⅰ级是最高等级，需要立即采取救治措施。所以当您还在急诊焦急等候的时候，如果有位患者比您晚到却先被叫号看医生，请不要生气，很可能他的病情比您的更加紧急或危重。

5. 去医院选择怎样的出行方式最好

人在生病时身体不舒服都想尽快到达医院，最好过程中还能让患者稍微舒适一点，那该怎样选择出行方式呢?

自驾车似乎是最快的，从家里出来，上车就走，不用等待。但是，路途中路况怎样，会不会堵车，会不会停车难，要知道停车难在各家医院几乎普遍存在。到了医院却停不了车，等停车位可能会花费大量的时间，让患者独自去就诊家人又不放心。虽然，自驾车的舒适度比较高，但是路况和停车是必须考虑的因素。在这里尤其不建议患者自行单独驾车前往医院，假如病情突变再叠加独自驾车，路途中的不安全因素大大增加。相关报道并不少见。

相比私家车，出租车不用考虑停车问题，因而反倒比私家车快捷，同时舒适度尚可。

是否选择地铁、公交，要权衡家与地铁站、公交站的距离，以及医院与地铁站、公交站的距离，是否换乘等因素，如果各种条件都比较好，地铁、公交就是最安全、便捷、经济的选择，当然舒适度稍差。

选择什么方式来院，每个人的情况不同，选择也就不同，但是提前了解相关路况，医院停车情况等，才能做出合适的选择。

第十四章　懂点预约窍门，高效预约，
轻松就医

6. 如何才能准确及时查询到医院各个专科、专家的开诊、停诊信息

及时向社会公布医院的出停诊情况，方便患者就诊，是医院的基本服务内容。传统上，各家医院都会在门诊大厅公布专家门诊的排班安排、当天出停诊的情况。但是，信息化的今天，医院还必须提供信息化的查询方式，让患者足不出户，即可及时知晓。目前，患者至少可以通过两个途径了解医院出停诊的实时变化。

一是预约系统。预约自然是带着日期的，能够预约自然说明该科室或者专家当天是出诊的。假如预约后专家因故停诊，医院也会通过发送短信的方式告知患者。

二是查询系统。在各家医院的公众号，大多会有一个"医生出诊查询"模块。这一模块后台直接连通医院内部的号源管理系统，如果有专家停诊，系统设定后，这一平台就能够实时展示出来。下面是复旦大学附属中山医院门诊服务微信公众号上医生出诊查询模块的页面（图14-1）。

在复旦大学附属中山医院门诊服务公众号首页右下角点击"综合服务"板块，即进入下图，点击"医生出诊查询"图标，即可进入出诊情况具体页面（图14-2），在这个页面，可以分别点击查看高级专家门诊、专家门诊、普通门诊与专科专病门诊的情况，也可以通过点击"前一天""后一天"查看前后2

周内各类门诊排班情况，如遇停诊，则该专家/门诊后面标有"停"字。

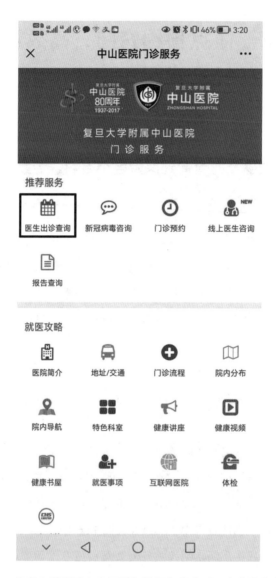

图 14-1　复旦大学附属中山医院门诊服务号中"医生出诊查询"模块

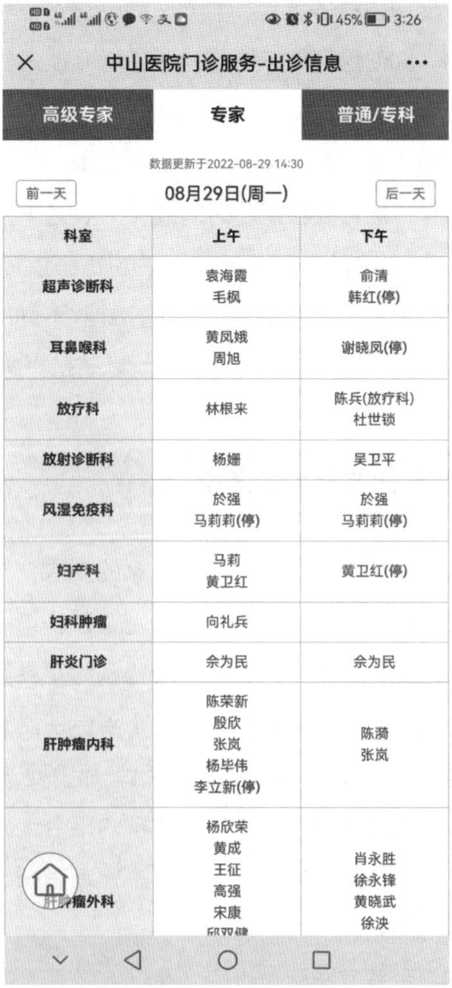

图 14‑2 复旦大学附属中山医院门诊服务号中"出诊信息"页面

7. 不预约能直接看病吗

当然能，但是您会遇到一些小问题，就医体验要打折扣，还是建议您预约就诊。因为目前门诊活动的组织理念之一就是预约优先。我们全部的号源都放在预约平台上接受预约，所以您可能遇到的第一个问题就是没号，所有号源已经全部预约出去了，现场您挂不上号，看不了病。这在三甲医院专家门诊号源上是一个大概率事件。即使您很幸运挂到号了，您可能遇到的第二个问题就是挂到了很后面的号，等待时间超长。这在普通门诊也是必然的情况，因为前面的号很可能已经预约出去了。为了保证满足患者基本就医需求，很多医院大部分科室普通门诊不限号，您只要在规定时间内（一般是下午4点半以前）来院都可以挂到号。在某些热门科室，您可能上午到达医院就只能挂到下午的号了，这样等待时间长不说还无法预估。事实上，针对不同的情况，不同的人群包括老年人，医院都设计了合适的预约方案。所以还是再次建议您预约就诊。

8. 如何选择预约平台才放心又高效

预约是个热度很高的话题。总结了一下大家的要求，至少有四点：第一，约得到。第二，约得便捷，不能把流程弄的特别繁琐。第三，约得安全，既然是预约，肯定会把自己的信息留下来，当然希望预约平台要保证信息安全，不能够被泄露出去。第四，附加值要高，希望这个平台还具有其他的实用功能。这样，选择一个适合自己的放心高效的预约平台就很重要。

按照各个预约平台的管理者来分，当前的预约平台大致分为三类：第一类是医院自己管理的；第二类是政府部门主办、主管或者指导的；第三类是社会上各类公司创建和管理的。

医院自己管理的平台各家医院虽不完全相同，但是，有几种是各家医院基本都有的：微信公众号服务号、医院APP、诊间预约、出院随访预约、自助机自助预约。前2种是线上预约，后面3种是要到医院现场进行，其中诊间预约与出院随访预约是由您的接诊/床位医生负责，有需要时记得主动向医生提出来，这个号源保障是最优先级的哦。

大家可以在手机的应用市场上搜索到医院APP，下载并注册就可以使用。微信公众号服务号不需要下载，只需在微信中搜索到加关注再注册即可使用。

作为医院自管的平台，在号源的数量及放号时间长度上肯定具有一定优势，至少不会比其他预约途径差。公立医院在信息安全方面一般也做得比较好。防范黄牛号贩也是最严格的。这往往让它的注册流程不是最便捷，有的甚至需要使用银行账户信息来做认证。但是只要注册成功，预约的流程大多是非常便捷的。医院 APP 和微信公众号服务号另一个突出优势就是附加功能特别好，比如就诊记录、电子病史、报告查询功能等，这是企业预约平台不可能有的。再比如医院消息、通知等，自管平台肯定更加及时。像这次新冠疫情期间，各家医院门诊开诊情况频繁变动，都会第一时间在医院 APP、微信公众号服务号上公布。专家每日出停诊情况，自管平台的信息无疑更加准确及时。除此之外，医院自管平台特别注重健康教育。会定期推送医生写的科普文章，以及医院开展的线下健康讲座、义诊等活动信息。对有需要的患者来说，还是非常有吸引力的。另外各家医院自管平台基本都加载了互联网医院的模块，可以直接在线复诊配药。

总体而言，医院 APP、微信服务号等是医院的公众服务平台，不仅仅服务患者，还向社会大众传播健康知识，传递医院动态。预约仅仅是它的功能之一。因此，建议大家不管是否有就诊需求都可以关注这些平台。

在上海，由政府部门主管或者主导的预约平台主要有 2 个，上海申康医院发展中心主办的医联预约平台和上海市卫生健康委主办的健康云 APP。

这 2 个平台作为官方平台来说，号源有保证，预约流程也比较便捷。当然，这两个平台最大的特色在于不是只能预约一家医院的号源，而是上海各大医院都能预约。这两个平台的第二个特色是丰富的附加服务。医联平台有几大板块，包括报告查询、智能导诊，申康课堂等。而对健康云 APP 来说，预约都不是它的主要功能了。按照官方说法，它是"以居民电子健康档案和电子病历为核心，……建立医、药、防、养、康、护、健、保融合的新型健康保障综合服务模式，逐步拓展建设成为统筹卫生健康信息惠民资源，为居民提供统一的"互联网＋健康服务"的总入口平台。"它提供的服务包括注射狂犬疫苗、母婴健康、心理服务，家庭医生签约等数十项。

当然，这两个平台也有明显的弱点，就是信息的及时性和准确性不足。例如我们观察到在各个医院重点科室介绍上有些内容很不准确。在健康科普上更新比较慢也比较少。这对于比较了解医院情况的本地患者来说，没有大碍，是不错的选择。对于不太了解上海医疗情况的外地患者就不够友好。

医院希望能有更多的患者预约就诊，在自有预约渠道和政府主管的渠道之外，也会邀请社会上口碑好、辐射面广、老百姓接受程度高的一些第三方平台加入到医院的预约工作里来，可作为有益的补充。它们大多可以提供多家医院，甚至是全国各地医院的预约，这尤其给外地患者带来较大便利。但是，这些平台也往往带给患者很多困扰，比如很多这样的平台都会有广告，还会有收费的内容。在这里提醒大家：公立医院，包括与公立医院合作的第三方平台在预约号源上都不得收取患者任何费用。把握好这一关键，患者就能少踩坑，不采坑，安全预约。

9. 我只是预约一个医院的号，为什么还要实名认证注册这么麻烦

大家可以先看看下面这个故事，就能明白医院的初衷了。

有一天，一个患者前来投诉说医院有黄牛。整治黄牛号贩是医院行风建设非常重要的内容之一。我们马上去后台查看，这一查就发现蹊跷了。在我们的预约管理平台上，有患者真实的注册信息，其姓名、身份证号码都是正确的。我们再问患者，患者说自己不知道这个平台，也没有注册过。再全面核对信息，患者说手机号码不是他的。那手机号是谁的呢？我们拨过去却无人接听。我们只能再问患者身份信息是否泄漏过。患者犹豫了一下，才说，他在网上找人帮忙挂号，那人问患者要了姓名和身份证号码，患者就给他了。

现在事情真相大白了，黄牛用了患者的真实姓名、身份证号码在医院的预约平台上注册，然后成功预约。只是黄牛留了自己的手机号。成功预约的短信就发到了黄牛手机上。

再进一步查下去，发现这个手机号码果然有较为频繁的预约记录。我们立即封停这个号码的预约权限，并采取相关措施。

故事到这里就差不多了。您想，医院已经实行了实名制预约，黄牛还千方百计骗过系统，那假如不实行实名制，大医院的专家号源岂不是要被黄牛垄断！

从上面的案例中我们还可以得出两点。一是填写身份信息并不能作为实名认证的充分条件。二是预约时患者留的手机号码也要被纳入监管中。

目前，各大医院预约平台上的实名认证方法各不相同。有的要通过患者的银行卡信息来认证，它的基本逻辑是没有人会把自己的银行卡信息交给别人。也有的采用刷脸认证。但是不管哪种方式，都让大家觉得不是很方便。我想大家理解了我们这么做的初衷，也会多多包容吧。您的小小不便，恰是堵住了黄牛号贩子的便利，让真正需要的患者可以得到宝贵的诊治机会。

10. 如何在自己合适的时间约到目标专家

这个要求是要时间和专家都是患者最合适的，但很多时候二者不可兼得。我们先说专家的门诊是怎么排班的。三级医院的专家工作内容很多，医疗、教学、科研等，就医疗工作而言还包括门诊、急诊、手术、查房等。因此专家出门诊的时间很有限，甚至可能每周只有半天。为了让患者能够更方便地找到专家，专家门诊的出诊时间和出诊地点一旦排定就不会轻易变动。这个安排一般是以周为单位。除非这位专家原定出诊时间有事只能停诊，那么他的补诊就会变更时间和地点。但是这更加具有偶然性，患者无法掌握。因此，如果患者一定要看某位专家的话，那时间的选择余地并不大。举例说明，假如您要预约张专家，张专家是周一下午、周四上午出诊。您当然只能在这两个时间段内选择，您的余地就在于您可以选择本周还是下周的这两个时间段。医院一般都提前2~3周开放预约。选定了专家，根据专家出诊安排再确定自己能就诊的时间，及时关注号源更新，第一时间预约就好。

11. 我能不能用我的名义帮家人、朋友预约

偶尔会有患者反映家人帮我预约了为什么我挂不了号。我们在后台查下来，确实没有这位患者的预约记录。经一番调查，原来是家人用自己的名字预约的。这当然是不行的，一旦预约成功，预约患者姓名、身份信息等都不可以

改变，更不可以把号位"让"给别人，否则就给了黄牛号贩可乘之机。

可是，父母年纪大了自己操作不了，子女能不能帮父母预约？当然可以。一般预约平台都支持绑定亲属账户，子女在自己的注册账户内通过绑定亲属账户，是可以把父母的相关信息绑定，然后帮助父母预约，只是注意两点：一是预约时，就诊人的信息务必要填真正患者的，而不是代约人的信息；二是亲属账户一旦绑定，长时间内是不允许解绑的，这也是出于防范黄牛号贩的角度考虑。

12. 在医院，为什么不管预约、挂号都需要提供手机号码

当然是为了必要联络使用，关键时简直是生死攸关。2019年曾有一则热门新闻——"华山医院'千里追踪'让安徽失联女患者'逃离鬼门关'"。就是因为患者的检查结果危急，而她预留的手机号码无法打通，才逼得医院求助警方及当地政府千里寻人。新闻固然彰显了患者至上的崇高精神，但对于患者来说，不及时接听电话，甚至留下错误的号码却可能将自身生命安全置于危险境地。因此，如果近期有预约或者就诊，不仅要留下正确的手机号，还必须保持畅通、及时查看、接听。一般下面几种情况下，医院会通过你预留的手机号码与你联络。

（1）当预约成功后，医院会向您的手机号码发送预约成功短信，再次确认您的预约信息的同时，告知您必要的就诊注意事项。

（2）当你的预约有变动时，如专家停诊、检查项目暂停等，医院也会向您的手机号码发送短信告知。

（3）当您的检验、检查结果出现危急情况，医院会发送短信或直接致电告知，并请您及时来院就诊。

（4）其他情况，比如医院邀请您参加就医满意度的调查等。

前面3种情况较为常用，第4种情况是抽样进行，不一定会抽到您，即使抽到了，次数也绝对不会多，还需要您的支持和配合。但是，不论何种情况，医院都会对您的信息保密，且保证正确使用。为了您自身的便捷与安全，请您务必在预约及挂号的时候留下您正确的手机号码。

13. 找专家加号是获得专家号源的捷径吗

在门诊大厅，经常会有患者询问，某某专家在哪里？我要找他加号。那么，加号是获得专家号源的捷径吗？

个人认为，找专家加号就是在碰运气，至少要下面 3 个条件恰好都具备，才能够加到号。

第一，专家当天出门诊。为了规范出诊管理，各家医院都规定医生只能在安排好的出诊时间在指定诊室中接诊门诊患者。不是这个医生的门诊时间，您在门诊还真找不到他，而且即使在病房等其他地方找到了，他不在门诊诊室，也无法为您开具药品和检查。如果您没有做好功课，弄清楚专家出诊时间和地点，就跑到门诊来，大概率您是看不到想看的专家。

第二，专家要乐意为您加号。加号的主动权掌握在医生手中。但是既然要加号，说明他设定的号已满，他的工作量已排满，意味着他可能没有时间来接诊更多的患者了，甚至他接下来别的工作都已经排好了，加号可能会打乱工作安排。因此，很多专家是不愿意加号的。且即使要加号，专家也往往要评估患者病情，确实需要专家看诊的，才会给予加号。

第三，加号还要符合医院规定。上海市在门诊管理上有个规定，加号不能超过专家核定号源量的20％。也就是说如果某个专家某次门诊限号30个，那么他的加号数应不超过 6 个。

您要恰好这 3 个条件都符合，才能够加号成功。如果不是，那恐怕就加不到号，所以说这是一个碰运气的行为。另一方面，要求加号的人在医生接诊过程中频繁进出诊室，打乱了正常诊疗秩序，影响了医生正常看诊，因此各大医院都不鼓励这样的行为。

14. 专家号能"捡漏"吗

网络上有不少炫耀自己如何"捡漏"专家号的帖子和视频。其实，只要您掌握专家号源相关规律，谁都可以"捡漏"。我们可以从途径、规则及最佳时间点 3 个方面来谈。

选择独特的预约途径，人少还优先。上海不少大医院都与区卫健委及社区医院建立了分级诊疗关系，这样就产生了一种独特的预约方式，社区转诊预约。就是大医院会通过网络开放部分号源给到社区医院。患者在社区医院的医生工作站就可以预约到大医院的专家号，而且往往还有一些优先待遇。可惜这么好的途径知道的人并不多。另外，上海不少三级医院都在外地有分院，例如中山医院在福建省厦门市建立了复旦大学附属中山医院厦门分院，上海各大医院在全国的协作医院那就更多，几乎每家三级大医院都在全国有数十家甚至上百家协作医院，总院和分院、协作医院之间一般都有一种独特的工作模式，叫远程会诊、远程门诊。患者您就在分院或协作医院就可以在线看到上海大专家。虽然费用相对较高，但是您不再需要千里奔波，综合看下来，性价比还是不错的。还有一个途径，就是诊间预约。患者在看医生的时候直接请医生帮助预约下次门诊。医生根据您的病情，如您确需下次继续就诊，就可以在诊室中直接帮您约好。这样患者可以毫不费力实现连续诊疗。这也是我们积极推荐的一种方式，自然留出的号源更多，可预约的时间更长。

掌握各家医院号源管理的基本规则，您也能轻松"捡漏"。掌握每家医院号源更新时间，然后在更新后的最短时间内预约当然就容易约到；有的医院会保留部分现场号源，那您只需要早早到院排队即可；患者虽然预约了，但总有人因种种原因取消预约，这样释放出来的号源真的就是"漏"，您找到窍门还真能捡到，有的医院是随机释放，那您可能就需要多次刷新，有的医院是在某个时间段后一起释放，那您只需在指定时间眼疾手快地预约。具体哪家医院是怎样的规则，您多尝试几次就慢慢琢磨出来了。

用好关键时间点。最经常出"漏"的是什么时候？就是门诊整体调班的时候。比如国庆、春节假期，因为需要调班，很多专家门诊的出诊时间也跟着变动，这样很多人弄不清楚医生到底哪天出诊，从而预约人数就会变少，甚至预约号源会有剩余，那您就能轻松预约了。

15. 普通门诊、专病门诊可以预约吗

当然可以。目前上海各大医院不仅是专家门诊，普通门诊、专病门诊都是可以预约的。而且许多医院还提供当日预约。您完全可以在准备出门去医院的时候先预约一下，也能够减少一定的等待时间。数据统计表明，各个门诊类型中，普通门诊的患者预约后平均等候时间最短，因此普通门诊预约非常有意义。

16. 医院发送的预约短信越来越长，能不能简短一点

预约就诊已经成为患者普遍就诊习惯。成功预约以后，患者都会收到医院发来的短信。可能短信篇幅比较长，引起一些患者不满。但是，请相信我们，每条预约短信的内容我们都字斟句酌，希望以更少的字数传递医院必须要告知的内容，目的是为了让您就医更加便捷，少走弯路。毕竟，电信部门限定了一条短信的字数，超出了限制，医院要支付更多的费用。

下面我们就来解读一下医院发送的预约短信。

我们先从短信的形式来看。第一，医院发送的短信一般都是特定的服务代码，它是固定的，绝不会使用某个手机号码。回拨这个号码虽然拨不通，但是有的会显示医院名称。如果您收到的是某个手机号发出的短信，那肯定不是医院发出的。若遇到这种情况，您真的要想一想有没有可能遇到了黄牛。如果是托朋友预约的，那可能朋友预留了自己的手机号，然后转发给您，这另当别论。

当然，医院有合作的第三方预约平台。有些平台也会发送短信息给您。但不管是哪个平台，最后都是要对接医院的号源系统，所以您一定还是会收到医院发送的短消息。这也就意味着，如果是通过第三方合作平台预约的，您可能会收到两条短信。但一定要以医院短信为准。学会这一招，您就能在一定程度上鉴别黄牛网站了。中山医院的短信还有一个形式标志，就是它在短信的开头直接标明了中山医院的字样。大家可以留意下，千万别把它归到垃圾短信中。

从内容上看，预约短信一般至少包括 3 大内容。

第一，预约的直接相关信息，是短信最核心的内容。包含 5 大要素，即患者姓名、预约的科室或者专家姓名、预约的时间、就诊地点、取号流程或地点。如果是帮助亲友预约，一定要确认，短消息中姓名是患者的名字，实际挂号接诊中这是不能更换的。就诊地点是患者容易弄错的点。当下三级大医院都有很多的分院或者院区，医生很可能不同的时间在不同的地点出诊，如果弄错了，那您跑的冤枉路可就多了。有的医院比如仁济、华山、肿瘤医院等，在浦东浦西都有院区，要是弄错了，至少需要一个小时您才能赶回来，这大概率会耽误了当天就诊，就算是中山医院在同一个区域，您从东院区走到西院区也需要至少 10 分钟。

第二，短信一般还会讲明就诊注意事项。我们看下面这一条中山医院的预约短信（图 14 - 3），注意事项有几个。首先，实名制就诊，必须带好身份证、

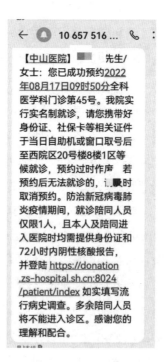

图 14 - 3　复旦大学附属中山医院预约成功后向患者推送的短信息

社保卡等证件。另外还有疫情期间特别要求，就在短信的后半部分，包括仅限1 人陪同， 72 小时核酸阴性报告等。认真按照短信提示事先准备，就让我们在进院、挂号等方面更加顺畅，节省时间。

预约短信的第三大内容一般是预约管理规则。主要是取消预约和爽约。短信内容有限，无法详细说明如何取消预约，爽约怎么惩罚。主要是传达一个理念和提醒：不能如约就诊应该取消预约，爽约也会被纳入医院管理范围。

现在，医院的预约短信越来越长，有的医院还有第四个内容，就是健康教育的链接推送。就是根据您预约的专家、科室，主动推送相关的科普文章，提供给您更好的健康服务。这也是我们致力要做的事情。

预约短信的篇幅是越来越长，是因为我们想更周到服务患者，您觉得有哪些内容能删减，欢迎大家向我们提出意见。

17. 预约好了，但是因为各种原因无法就诊，怎么取消预约？取消预约有什么后果？爽约会被拉黑吗

这种情况客观存在，也在所难免，当然可以取消预约。

原路径取消预约，就是原先通过哪个渠道预约的，就仍然通过那个渠道去取消。这中间的关键是时间点，大多数医院都规定患者最晚必须在预约就诊日的前一天取消预约，不接受当日取消预约。这是为了退出来的号源能够让其他的患者继续预约。同时，您也不可以频繁取消预约。有的医院规定，如果 30 天内您有 3 次及以上的预约取消记录，将会在一定时间内被暂停预约资格。正常情况不太可能 3 次预约 3 次都有事情。此举目的还在于遏制一些非正常行为。

那如果忘记取消预约了，会受到惩罚吗？预约好了没有来也没有取消预约，从小处讲是浪费了一个号，是让当事医生少看了一个患者，降低了工作效率。从大处看，就是您剥夺了另一个患者的就诊机会，无形中浪费了社会资源。不管是什么原因，这样的行为都会被系统判定为爽约。各家医院都有各自的爽约管理措施。有的比较严格，一次爽约可能就会有相应的限制措施。有的相对宽松， 3 个月内爽约 3 次将会被暂停预约资格 3 个月。这将会给您以后的就

诊带来非常大的不便。

当然也有免于处罚的规则。例如这次疫情中，各家医院都明确规定，疫情期间患者的取消预约、爽约行为不做统计，后续患者的预约等活动不受期间取消预约、爽约次数的影响。

18. 挂好号后看到"预问诊"按钮，这个有什么用

这位患友很细心。这确实是上海各大医院 2021 年新增加的一个模块，不仅在互联网医院、微信公众号服务号上有，在患者现场候诊的诊区里也有相关二维码，患者扫一下就可以进入一个类似调查问卷的页面，只是内容是引导患者描述自己的病情。完成问卷，点击确认，信息就会直接进入医院系统，医生在接诊患者之前就可以看到。这样医生对患者的病情就提前有了解，真到接诊时就可以更加有方向性地问诊，提高接诊效率。同时，医生还可以直接引用部分内容进入电子病史，减少医生书写病史时间，让医生有更多时间与患者交流，提升患者就医体验。

第十五章 了解看病流程，轻松看病不迷茫

19. 已经预约了，还需要早起排队吗

完全不用。各大医院都已经实现了分时段精准预约，您预约成功，意味着医院已经事先帮您预留好了号位和时间段，您只需要按照预约短信上的预约时间提示，在这个点之前到达医院即可。

20. 医院太大，很多人都走了不少冤枉路，是否有简便实用的方法，可以让患者最快捷到达目的地

现在医院尤其是三级大医院规模都比较大，建筑布局也相对复杂。第一次来院的患者往往会有茫然无措之感。各家医院都致力于建立一个良好的包括信息化院内导航在内的标识引导系统，其目标就是让每位患者可以在不求助他人的情况下顺利到达目的地。一般来说，每家医院都有这样三类标识引导体系，它们存在医院的角角落落，相互印证，共同为患者提供正确的指引。

（1）层层推进、环环相扣的平面图与楼层布局图体系。每家医院在主入口附近都会有一块展示板或者展示屏，展示全院平面图。其中会标明医院每栋楼宇的位置、编号和名称，当然，院内主要道路也会被标注出来。一般情况下，您通过平面图的指引可以顺利到达自己要去的楼宇。

而在每栋楼宇内，一般是电梯口附近，会有整栋楼的楼层分布图，标明这

栋楼内每一层的部门或科室名称。您可以由此轻松找到您要去的楼层。而在每个楼层，一般还会有本楼层的平面图，会指引您顺利到达目的地。

（2）连贯顺畅的门诊标识体系。在这方面，我们的一个基本思路是按照患者的就医需求，模拟患者的思维、生活习惯，在患者触目所及的地方，对患者进行提示和标识，为患者提供正确的方位和方向指引。这个体系比较庞杂，您可以看到各种标识：有贴在地上的、贴在墙上的、悬挂在天花板上的；带箭头的，带图案的；中文的，英文的……若您不知道路线的时候，无需紧张，四处看看，你肯定找得到相关标识的。按照标识走，一定能够到达要去的地方。

（3）电子地图与院内导航系统。近2年，各家医院都试着建设了各自的电子导航系统。有的是静态的电子地图，有的可以模拟导航，有的可以实时导航。您只要输入您的目的地，系统自动定位您当前位置，实时为您规划行进路线。中山医院已经实现了院内实时导航，包括室内导航都可以。例如，您如果要去中山医院口腔科门诊，它不仅能把您导航到20号楼门诊楼，还能引导您通过电梯或自动扶梯前往第15楼——口腔门诊所在位置。误差只有几米而已。

您可以在各家医院的微信公众号上看到导航相关服务模块，可以直接点击查看并使用。

21. 患者按照预约时间来了，为什么不能直接看，还要等待

看病是一种非常特别的人际交往，关键就在于医患双方都无法掌控准确的"会谈时间"。左右会谈时间的关键因素是疾病的疑难复杂程度。疾病越疑难复杂，看病所花的时间就越长。反之可能仅需数分钟即可。因此，预约时给出的候诊时间只是根据大样本平均数计算，整体上比较准确，但是具体到某个诊次，某个时段则很可能受个体患者影响，候诊时间产生较大偏差。

另外，号源规则设置还有一个基本原则就是医生接诊效率优先，宁可让患者等一等医生，也不能因时间间隔设置过长，让医生空等患者。因此，号源间隔上会适当从紧。这样，患者如约到达医院，往往还需稍等几分钟。您再留心阅读一下医院推送的预约短信，专门写清楚是请您几点几分来院"等候就诊"

（如图 15 - 1），而不是直接就诊哦。这还意味着您这个时间点到达诊区，等候时间最短。

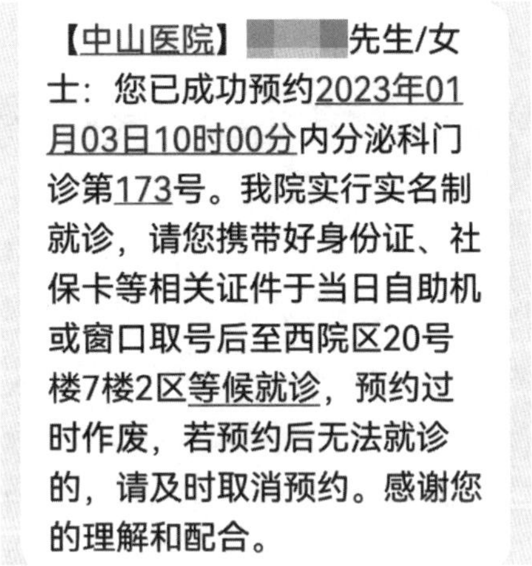

【中山医院】██████先生/女士：您已成功预约2023年01月03日10时00分内分泌科门诊第173号。我院实行实名制就诊，请您携带好身份证、社保卡等相关证件于当日自助机或窗口取号后至西院区20号楼7楼2区等候就诊，预约过时作废，若预约后无法就诊的，请及时取消预约。感谢您的理解和配合。

图 15 - 1　预约成功的短信通知

22. 我已经挂好号了，为什么还要签到

不经常到医院的患者有时会犯小小失误，就是挂号以后不签到，直到他后面的号都已经叫到了，才跑到护士台去询问，然后会质问护士："我已经挂号了，为什么还要签到？"

以前护士人工排序的时候是不需要签到的，护士会按照挂号单上的序号以病历册子为据依次排好。可是，大医院规模大、患者多，有的医院一个科的普通门诊每天可达数千人，人工排队显然就不现实了。只能通过信息系统来解决。系统叫号的规则是什么呢？无非是 2 种，一种是按照挂号单上的序号，实际上是按照预约的序号；另一种是按照到达诊区的先后。可是这两者都有问题，第一种单纯按照预约序号，那要是患者迟到了、爽约了怎么办？势必造成医生空等患者。可是按照到达诊区先后的话，预约的意义在哪里？因此，最后基本都采用的是在预约序号即挂号单上序号的基础上加签到。签到了，说明患

者到达诊区，正在等候就诊，没有签到意味着患者目前还没有来，系统默认就跳过这个号去，直接叫下一位。第一次到医院就诊，不了解情况的时候，您可以看一下其他患者怎么操作或者问一下诊区护士哦。

23. 叫号屏上的号码怎么不是连续的？甚至还有大号码在前面的情况

正是因为上面所说的叫号规则的原因，所以很可能患者看到的叫号就不是连续的。可能因为有患者没有来，可能这个号没有预约出去，等等。大号码在前面的情况也时常会出现，很可能的原因是某位患者已经因迟到等种种原因过号了，比如说患者预约了第5号，可是他迟到了，他到的时候，叫号屏已经叫到第20号，那他的顺序无论如何要排在20号之后。提醒一句的是，像这种过号的情况，患者也必须要签到，不能说我的号小就直接让医生先看诊，迟到是患者自己的责任，维护就诊秩序和公平是门诊管理者设计系统时的优先考量。

当然，还有一种情况也会看上去是大号码在前面。普通门诊号一般都是全天连续的，没有预约的现场号号数一般比较大，多排在下午了。那就存在这样的情况，还没有到上午结束时间或者很多科室中午是连班的，但是上午的预约号已经看完，预约下午的患者还没有到，那系统就会自动跳过这些号，而继续叫已经挂号签到的现场号，预约下午的患者看到的就是大号码在前面了。这不要紧，系统实时排队，您只要签到了，您的预约号小，您仍然排在下一位大号码前面。

24. 前面已经看过医生，医生开了检验、检查，现在检验、检查报告拿到了，还需要重新挂号、签到吗

这样的问题经常会有患者问到，但实际上很难一概而论，而必须区分不同情况考虑，当然，不管哪种情况，签到都是必须的步骤，影响的是是否需要再挂号。

第一种情况，患者挂的是普通门诊，且当天拿到了检验、检查报告。这种情况，无须挂号，只需回到诊区签到，叫号系统同样会为您按照原挂号单的序号叫号，且优先分诊到您原接诊医生处，只有原接诊医生不在，才会随机分到其他医生处。

第二种情况，患者挂的是专家门诊，且在同一个半天内拿到了检验、检查报告，那您同样只需要回到诊区签到即可，叫号规则也是按照原挂号单序号叫号。

第三种情况，患者挂的是专家号，但是上午挂的号，拿到报告已经是下午。这种情况就比较难了。专家门诊都是以半天为单位排班的，上午的专家已经结束门诊了，患者无法回诊。一般都会建议患者在专家下次门诊时再挂号就诊。如果实在着急，患者可以另外挂普通门诊号就诊，请普通门诊医生给予解读报告，由于普通门诊号和专家门诊号不相通，不另挂号的话，普通门诊医生无法接诊。

第四种情况，患者拿到检查报告已经是第 2 天或者以后了，那无论是普通门诊还是专家门诊，患者都需要另行挂号就诊。因为几乎所有的系统，包括预约系统、医生工作站系统等都是以自然日为一个周期，零点一过，就是新的周期了。

25. 在候诊的时候突然遇到急事，我能让医生给我插队吗

医生不能也做不到。大多数医生工作站都对医生的叫号行为做了限制，医生只需点击"叫号"，系统会按规则叫号，医生是无法挑选患者叫号的。

那真有紧急情况就不能通融吗？太不近人情了。这您得找诊区护士，由她来判断。护士就在候诊区，与所有候诊患者在一起，她会对您说的情况进行判断。门诊部也制订了相应的优待政策，符合情况，自然可以优待。但是，一般情况下，"有急事"不符合优待条件，因为这无法判断，人人都可以这样说，就没有秩序可言了。

26. 我家老人 70 多岁了，到医院看病能享受优待吗？ 医院还有哪些优待政策？ 怎样才能享受到呢

能享受优待的。按照文件规定，国家对一些特殊人群的就医是有优待政策的。主要包括：持有"中华人民共和国残疾军人证""上海市烈士遗属优待证""上海市重点优抚对象优待证""计划生育特别扶助证"的患者、本市离休干部、 70 岁以上老人、持"士兵证""士官证""军官证"的现役军人、消防救援人员、残疾人。

优先就医的内容主要包括：优先挂号、优先就诊、优先检验、检查、优先付费、优先取药五大举措。医院一般是通过设立专窗的方式实现优先挂号、付费、取药。优先检验、检查及优先就诊需要患者持相关证件到服务台或护士站主动展示并要求，且仅限患者本人在场的情况，代配药等非患者本人到场的情况不能享受相关优先待遇。

优先就医并不是不排队、零等待，而是适度优先。例如优先就医专窗当有多名享受优待人员在场时依然需要排队。候诊时也多采用分级优先制度。随着我国老龄化程度地不断加深，前来就医的高龄老人越来越多，医院做不到让所有老人不等待直接挂号、看病等。事实上，各家医院都设立了分级优待制度。例如，90 岁以上老人，优先级别最高； 70 多岁的老人可能优待程度就没有那么高。具体举措您可以询问咨询台导医或者诊区护士。

再例如残疾人，残疾程度不同，享受的优先待遇也会不同。盲人在医院这样的陌生环境中行动非常不便，享受的优先等级就应该更高一些。而对于像小拇指截肢这样的残疾人，在医院的正常诊疗流程不受影响，享受到的优先等级就没有那么高。

同时，优先就医的政策只适用于普通门诊、专病门诊，专家门诊、特需门诊大多不适用。

第十六章　付费，又便捷又安全，可以兼得吗

27. 每次去医院都是排队，挂号排队，缴费排队，费时费力，有什么办法能够挂号付费不排队吗

这确实是以前民众就医的一大痛点，但是，现在，您稍微掌握一点医院信息化服务内容，完全可以做到便捷就医，而如果您掌握了下面的方法，完全可以全程零排队，那就是手机在线支付。

从预约开始，有的医院是预约的时候即可手机支付挂号费，有的是预约就诊日当天可以通过互联网医院支付挂号费，不管是线上还是线下都可以。

缴费方面，不管是线下就诊还是互联网医院，不管是医保还是自费，当天的检验、检查、药品等所有费用，都可以通过互联网医院、微信公众号等的"在线支付"功能进行支付。各大医院已经都实现了一部手机完成看病全过程，也就没有排队一说。

当然，即使还不太习惯手机操作，也还是有一些其他的办法让您少排队或不排队，比如诊间支付，再比如遍布门诊区域的自助挂号缴费机等，都让您不需要再到窗口去排队。需要注意的是，很多医院都有一条规定：自助机、诊间支付等不接受现金支付。如果您只能现金支付，那就只能去挂号/缴费窗口了。

28. 因为网络卡顿，我付了多次费用，怎么办理退费啊

越现代的东西有时候越脆弱。网络卡顿就属于在线支付的常见问题。别担心，各家医院对此都有成熟的处理办法，系统一般会定时自检，发现有重复收费，一般就立即原渠道退回了，所以，基本上当天，短的可能只需半个小时、几分钟，患者就能收到这笔退款。

29. 为什么现在医院没有发票呢？如果报销等需要发票怎么办

医院不是没有发票，而是不再提供纸质发票，改为电子发票了。

发票是个俗称，规范说法应该是收费票据。 2019 年财政部发布了一个文件《关于全面推行医疗收费电子票据管理改革的通知》，要求在 2020 年底前全面推行医疗收费电子票据管理改革，推广运用医疗收费电子票据。目前，全国所有医疗机构都已经实行电子收费票据。您的各类单据上，如挂号有就医指引单，付费有结算单等，上面都有一个二维码，扫描这个二维码，就能看到相应电子发票，您既可以下载保存也可以发送到自己的邮箱，有需要的时候（如报销等）随时可打印出来。当然，大多数医院也配有发票自助打印机，您也可以现场打印纸质发票。

30. 医生既没有开检验、检查也没有配药，我能退号退费吗

这是退费窗口经常被问到的问题。事实上，公立医疗机构对于自己没有实际执行的诊疗行为都是可以退费的，比如检查没有做，检查费当然可以退。但是，医生既没有开检验、检查也没有配药，这个问题就需要区别对待。如果医生没有接诊您，那当然可以退挂号费。如果医生接诊您了，经过问诊，医生认为您不需要检验、检查也无需用药，那医生就是已经为您做了诊断。这种情况下，医生有相应的劳动付出，那就应该视为医生完成一次正常诊疗活动，不能退号退费了。

第十七章　互联网让检验、检查更加集约高效

31. 医生开了检查单，也帮我预约好了，我如约来做检查，医生说我还没有付费，我现场付费也付不了，这怎么办

很多医院已经能够在系统上做到开单与预约同步进行，患者无需再到相应检查部门去预约。患者遇到的问题主要还是付费问题。

一般医院都规定，门诊各项诊疗费用须在开单当天工作时间内结算。如果当日没有付费，系统默认患者拒绝这项检查要求，已预约的资源重新释放供其他患者预约。因此，所有检查申请单上都会强调患者须在当日门诊结束前支付费用，也请患者多关注检查申请单上的提醒。

像提问中说到的情况只能请患者重新挂号，让医生重新开单，至于能不能约在当天，要看当天的检查预约是否还有空余资源了。

32. 预约的检查时间临时有事，我能改约吗？如何改约

当然可以。改约的时间需要患者与检查部门另行协商，一般应在检查部门还有空余检查资源的时候进行。目前，很多医院提供的是现场改约服务，患者或家属需要到现场来。还有的医院可以接受电话改约，患者可致电相应检查部门，改约检查时间。随着信息技术的发展，少数医院已经能够提供线上改约服务，通过互联网医院上的相应服务模块进行，相信未来会有越来越多的医院可

以提供线上改约服务。

33. 预约时间来院检查的流程是什么？是否需要挂号

预约检查一般在预约当日已经完成了费用支付，无须再次挂号。但是，为了更加有序和高效完成检查，一般医院都有一个到检流程，同挂号签到一样，您到了检验、检查部门，第一步也是需要到服务台签到登记，然后等待叫号即可。当然，信息化的今天，这一过程不再人工进行，您可以在自助机上自助签到，系统会自动叫号。

为了进一步优化流程，建设更好的就诊秩序，许多医院都推行分时到检，就是按照预约时间划分若干时间段进行到检和检查。例如，医院系统设定，患者只能提前 30 分钟进行签到。假如某位患者的 B 超检查预约时间是上午 10点，可是患者心急，8 点钟就到了 B 超候诊区。这个时候，自助机会拒绝他签到，提示他的签到时间是 9 点 30 分以后。这样，患者就知道，提前太多到医院没有用，下次自然就不会太早到院，从而有效引导就医人流和就诊秩序。

34. 有些检验、检查报告不能"立等可取"，可是专门再跑一次取报告太麻烦了，有什么好办法吗

专门再跑一次取报告确实是一件浪费人力、时间的事情。以前，我们会告诉患者，下次来就诊时再取报告就可以。只是这样患者虽然少跑一次，但不能及时看到检查结果，心中依然焦虑。现在，信息技术的发展让我们能够完美解决这一问题。患者不仅可以通过手机或者网上查看检验、检查报告，部分医院相关影像同样可以在线查看，甚至可以分享给其他人查看。这一功能非常方便，您再也不用拿着大大的厚厚的放射科片子到处跑，轻点手机就能分享给你的医生，他就可以通过扫描你分享的二维码在手机上查看你的相关检查影像，还可以将影像放大、缩小，精确测量等，为患者后续就诊带来极大方便。

您可以有几种途径轻松获得上述服务。第一种是您在医院的患者服务端注

册，包括医院 APP、微信公众号服务号、互联网医院等，之后不管您本次是否通过该平台预约或就诊，最近一段时间您的就诊记录、检验、检查报告等都可以查询到。另一种是在政府区域平台上注册。比如上海市卫生健康委主办的健康云 APP，注册后，您在全市的就诊记录，报告都可以在此 APP 查询，只是相关影像功能尚未上线。

35. 在放射科拍了片子，已经有报告，是否一定要取片子？不同医院的片子，可以作为求医参考吗

放射影像检查是现代医学诊断的基本方法之一，我们俗称拍片子，做 CT 等。做完这个检查，患者一般会得到两份结果，一份诊断报告，一份检查影像。这个影像有不同存储介质，以前一般是胶片，按照上海市的有关政策，患者取得胶质片需支付 20 元/张的费用。随着信息技术的发展，也有不少医院开始为患者提供电子影像。不管是哪种影像，也不管是哪家医院出具的诊断报告，它都是患者就医的重要参考。有部分细心的慢性病患者，会把自己多年来在不同医院拍摄的片子整理保存，到医院时给医生看，医生通过不同时间拍摄的片子，可以看到病灶的进展/治疗过程，前后对比，可以更加全面地了解疾病状况。

也有患者有疑问，已经有检查报告了，为什么还要看片子。检查报告是由专业的放射科医生出具，当然值得信任。临床医生，通过手术，通过长期个案病例的治疗，积累了大量直观经验，他们将自己的经验与客观的放射影像进行对比，对病灶的认识更加深入。因此，尤其是大医院的医生，不仅要看报告，还往往要求患者提供片子。而对于患者来说，有了报告拿不拿片子确实令不少人纠结。其实完全无需纠结，不同情况不同处理。如果在医院 APP 或者互联网医院等途径能够获得电子影像的，当然就不再需要专程去医院打印片子。如果您在同一家医院拍片和后续就诊，不管这家医院是否能提供电子影像，都不需要拿片子，因为医生在他们的工作系统中可以调阅到患者拍的片子。若是医院尚不提供电子影像，您准备再到其他医院就诊，例如患者在山东某地拍了片

子，拿到报告后不能确诊，决定继续到上海大医院就诊。这种情况，最好去打印片子，带着片子就诊。

36. 专业知识有限，检验、检查报告看不懂，有什么途径可以便捷咨询吗

在医院工作，时常接到朋友的请求，"麻烦找医生看看我的检验、检查报告有没有问题。"每次接到这样的请求，医生都很为难。在朋友看来，这是小事一桩。然而这真的不是那么简单的事情。检查报告的最后一句，往往是：请结合临床。就是说医生要将患者的临床症状与检验、检查结合起来才能够给出准确诊断。仅仅凭检查报告，医生不容易诊断，更不能说该怎样治疗等，毕竟万一说错，耽误治疗是大事。因此，医生的回复也比较笼统，且多会带上一句："请患者到医院来看吧。"

当然，现在有一个新途径，为患者更好解决这个问题，就是互联网医院。在这里，患者可以把自己的症状与检查报告一起发送给医生，医患也可以隔空通过图文、音视频对话，医生可以详细了解患者的症状、阅读检验、检查报告，自然就可以给出准确的诊断和治疗方案。当然，如果疾病还需要进行体格检查，或者过于复杂、危重，医生还是会建议患者线下就诊。

37. 我们刚在其他医院做的检查，现在想到你们医院来看病，还需要重新做检查吗

确实，刚做了某项检查，假如另外的医院不认可检查结果，重复做，不仅延长了病情诊断和治疗时间，还让患者及其家庭承担了更多医疗费用，同时也是对医疗卫生资源的浪费。因此，从国家卫生健康委员会到各级政府都高度重视这一问题，制定并发布了《国家卫生健康委办公厅关于加快推进检查检验结果互认工作的通知》等多个文件，而信息技术的高速发展，也为这一问题的解决提供了技术保障。目前北京、天津、河北、上海、浙江、江苏、山东、福建

等多个省市已经开展了检验、检查结果的互认工作。

上海市在 2021 年已经实现全市所有公立医疗机构检验、检查信息互联互通互认，患者 14 天内在平级或上一级医疗机构做过相同的检查检验项目，可在医生工作站主动弹出"互认提示页面"，提示医生可以查阅相关检查、检验项目的互认结果，避免"不必要"的重复检查。而在此前，已经实现市、区两级公立医疗机构间医学检验结果、医学影像检查结果和影像资料的互联互通互认，实时查阅、互认共享。同时上级主管部门将检验、检查结果互认情况纳入公立医院绩效考核。患者不必担心重复检查的事情。当然，病情需要密切监测，必要的短时间反复检查不在此列。

目前全国范围内的检验、检查结果互联互通互认还没有实现，但是已经被明确提出，并且在一定范围内开始了试点。公开报道显示， 2019—2020 年，京津冀鲁地区临床检验结果互认项目达到 43 个， 542 家医疗机构临床检验结果实现互认。

第十八章　患者的这些要求，医生能满足吗

38. 我曾经用自己的名义为我母亲配了药，现在购买保险被拒，能修改病历吗

病历是指医务人员在医疗活动过程中形成的文字、符号、图表、影像、切片等资料的总和，包括门（急）诊病历和住院病历。国家卫生健康委员会发布的《医疗机构病历管理要求》中明确规定：医疗机构应当严格病历管理，任何人不得随意涂改病历，严禁伪造、隐匿、销毁、抢夺、窃取病历。某种意义上，病历是一种可以作为法律证据的文书资料，它除了作为患者本人健康资料外还是单位用工、病假、商业保险评估等的重要依据。它的书写有严格的规范，它的修改也有严格规定，而且即使修改了，在系统中也会记录修改痕迹。这位患者对待自己的病历太不严肃，张冠李戴，以至于个人健康史上就多了一种疾病，投保商业保险时，保险公司的评估很可能就不一样了。

那要修改病史，就要证明这位患者没有这种疾病，需要进行相应检验、检查，在客观的检验、检查报告基础上，患者本人提出修改病史申请，当时的接诊医生评估确需修改，经科主任批准，由接诊医生将相应材料提交管理部门，管理部门审核通过后才能给予修改。而对于一些无法获得客观证据的一些疾病，比如抑郁、焦虑等，医院是不可能给予修改的。修改病历是大问题，当事医生要承担责任，必须慎之又慎。而病历的多种用途也希望引起患者的高度重

视，就诊时如实描述自身病情，以免自误。

39. 医生能帮我多开几天病假吗

当然不能。我们口头上说的病假单其实正式的名称应该是病情证明单，是证明患者所患疾病的具有法律效力的医学证明文件，常常作为病休、病退、保险索赔等的重要依据。开具病情证明单是一件非常严肃的事情。我国的《执业医师法》《医疗机构管理条例》对此都有明文规定，《执业医师法》明确规定：医师在执业活动中，违反本法规定，有下列行为之一的，由县级以上人民政府卫生行政部门给予警告或者责令暂停六个月以上一年以下执业活动；情节严重的，吊销其执业证书；构成犯罪的，依法追究刑事责任。而法规中明确规定的不得违反的行为就包括：未经亲自诊查、调查，签署诊断、治疗、流行病学等证明文件或者有关出生、死亡等证明文件。

病假单看似简单，其实分量很重。实际上，最近 2 年，跟病假单有关的事情，包括用人单位来院调查，卫生行政部门执法调查，甚至牵涉法律诉讼，并不少见，各大医院都有遇到。患者关于病假能不能开，能开多久这方面的咨询或者投诉就更多。因此，各大医院门诊部对病情证明单的开具都有很多进一步的规定和举措，例如医生必须根据患者的具体病情开具病假单；病假限于就诊当日或次日起，不得补开病假单；杜绝"人情"病假单等；开具较长时间病假应有相关检查依据；互联网医院不得开具病假单等。对于违规开具的医生也都有相关处罚措施。

希望大家不要勉强医生多开病假，让他犯错误哦。

40. 最近要出差，想多配点药，为什么医生不给我配

患者出于各种各样的原因，有时候希望医生能多配药。这有一定的合理性，但是问题是要有个限度。医院不是药店，并不是患者想要什么药就开什么药，也不是想开多少就开多少。医院必须在政策规定范围内，以具体诊断为依

据，规范开具处方。

国家卫生健康委员会制定有《处方管理办法》，这是每位医务人员必须遵守的，其中第十九条规定：处方一般不得超过 7 日用量；急诊处方一般不得超过 3 日用量；对于某些慢性病、老年病或特殊情况，处方用量可适当延长，但医生应当注明理由。门诊一般处方也就是开 7 天用量。而对于最后一种情况，上海市人社局、医保局、卫生健康委员会曾经联合发文《关于保证参保人员医保用药等有关问题的通知》，进一步明确了相关内容："对诊断明确、病情稳定、需要长期服用治疗药品的慢性病患者，应开具 2~4 周用量"。这就是大家一直说的慢性病长处方了。您要求的超出了这个药量，医生就违规了。至于是开 2 周还是 4 周，这有点像法官的自由裁量权，医生可以依据自身专业判断合法合理地进行自由选择和决定。

41. "医生，你开的药我吃了 2 天，没效果，我要退药。"这药品能退吗

生活中因为种种情况，经常有患者提出退药。有的是像上面这样因为没有看到疗效，有的是因为拿到的药品不是患者认可的品牌，有的反映说用药后出现副作用，还有的则是患者过世后家属希望退剩余的药品等，情况不一而足，共同点就是药品已经离开药房到了患者手中。 然而，这些都不能退。我国《医疗机构药事管理规定》明确规定："为保障患者用药安全，除药品质量原因外，药品一经发出，不得退换。"药品，毕竟是直接作用于人身体的东西，由医院发出，医院就要承担相应责任，确保药品是合格的效期内的产品。如果已经交给患者个人，那是无法保证药品的存储条件是否达标，是否被污染等。

只有药品质量问题才可以退，但是药品进入医院也是有层层质量把关的。实际中遇到药品质量问题的情况极少。

既然药品不能退，那患者还要继续吃这些药吗？这要区分情况，如果认为已经出现毒副反应，就应该及时就医，听从医嘱。医生如果认为可以继续

服用，那就服用；医生如果认为需要停药，那就必须停药。如果是因为疗效不佳，也是需要医生进行评估，再确定是继续延用相关药品，还是更换药品。

既然药品发出来了就不能退，那如果患者还没有去取药，可以退吗？这种情况是药品依然在药房，患者要退的不是药品，而是已经支付的药品费用，这当然是可以退费的。

42. 在门诊等候看病的时候，人突然晕倒了，该怎么办

病情常有复杂多变，就诊过程中也难免有药物过敏、摔倒等意外情况，所以患者在门诊就诊过程中突发晕厥、休克等紧急情况虽然比例不高，概率较小，但对医院来说却是不可避免的。尤其对于以诊治疑难危重症患者为特色的三级医院来说，这种情况更为常见。有些医院一年都会发生数百起门诊急救事件。每家医院门诊都有自己的门诊急救体系，从人员、物资、流程多个方面进行保障，还定期开展培训演练等。患者大可放心就医，若有突发情况医院肯定会第一时间救治。但是，最首要的环节还得患者和家属全力配合。什么环节？就是发现和求助。因为医院门诊范围非常广，很多地方脱离了医务人员视线，无法及时发现，因此患者和家属能够及时发现和求助很重要。下面是几种不同场景的求助方式，建议您掌握一下。

第一种，在候诊区、走廊等有其他人员在场的情况。这种情况较为多见。患者或其他人员都可以，第一时间向路过的医院工作人员求助，如无医务人员路过，就向最近的护士站等工作单元求助。每位医务人员都会给予帮助，哪怕是医院行政人员，不懂医术，也能帮助找到能够给予救助的人。有些医院在消防楼道等重点区域张贴了急救地图，标明了最近的求助路线和联系电话（图 18-1），建议大家在就诊时关注一下。

第二种，在卫生间。患者如厕时发现自己有眩晕、无法站立等紧急情况。封闭空间，只有患者自己，怎么办？别慌，您先看一下卫生间板壁或周围墙壁上，一般都会有一个红色按钮，边上会有一行字"紧急求助按钮"（图 18-2），

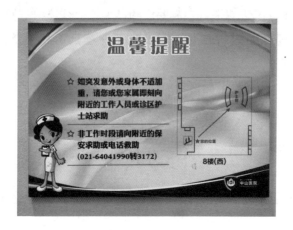

图 18-1　张贴在消防楼道中的"急救地图"

按下这个按钮就可以。它直接连接到就近的护士站，大多还有定位功能。护士一旦听到铃声，就会第一时间赶过来给予救助。正因为如此，也要提醒大家，无紧急情况千万不要乱按哦。

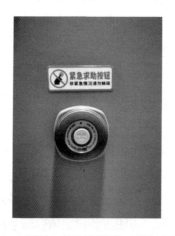

图 18-2　安装在厕所间板壁的"紧急求助按钮"

意外随时随地都可能发生，不能一一详细列举，总的原则就是，患者或家属第一时间求助。不管是保安、保洁、导医还是医生护士，只要是医院工作人员都有为患者提供紧急救助的义务。

43. 看一次医生时间很短，之后总还有许多问题想问。有什么办法可获得更多靠谱的信息源

确实，一次门诊时间相对短暂，患者很多问题事后才想起来，或者身体出现新情况，那就迫切希望得到自身疾病相关的更多的知识。而上网搜索，一堆信息又无从辨别真假，怎样才能找到靠谱的信息呢？当然要找靠谱的平台。

什么平台才是靠谱的呢？对大多数医学知识相对缺乏的普通民众而言，公立医院的平台更加靠谱。在这里要告诉大家的是，现在公立医院基本都有自己的患者服务平台，比如微信公众号、服务号、支付宝生活号及医院 APP 等。健康科普是这些平台的基本服务内容之一。您只要关注这些平台，就可以阅读到他们定期推送的科普文章，还可以通过关键词搜索，找到您最关心的内容。这些平台发布的基本上都是本院医务人员写作的文章，专业性和权威性不容置疑。

当然，现在各个科室基本也都有自己的以微信公众号为多见的患者服务平台，这样就相对聚焦到某个学科内的疾病科普上。当然，这些公众号大多也服务业内同行，也有一些学术探讨和学术前沿的内容。如果患者感兴趣，也可以关注。

还有一种科室或者医生主导建立的以某个疾病为特点的患友群，例如"糖友群"是专门的糖尿病患者群等，一般是医生主导，患者接受邀请入群，随时可退群，在群内有该疾病更加全面的知识和指导等。大家也是可以选择的。正规的患友群，一般具有科室/医生主导，以科研/随访为目的，公益性服务这样一些特征。需要注意的是，社会上某些以谋利、推销产品为目的的所谓患友群，大家要睁大眼睛，谨防上当。

第十九章 互联网医院：让看病更轻松，不再是梦想

44. 互联网医院如何就诊

2020年起，上海各大公立医院纷纷开设自己的互联网医院。到目前，全市所有市级医院都已开展了互联网诊疗业务。尤其在疫情防控中，互联网医院在最大程度利用医疗资源，减少人员聚集和交叉感染，解决好市民就医配药需求方面发挥了重要作用。

那到底互联网医院怎么看病呢？比较简单，只要您能用智能手机就会在互联网医院就诊。您只需要打开手机，在微信、支付宝、随申办中查找自己目标医院的互联网医院，关注并注册就可以使用了。就诊过程简单地说，就是您通过手机与医生在线看诊，可以发文字、发图片，还可以直接视频对话，看诊还可以开检查，开药。检查可以直接帮您预约好时间及线下地点，药品快递到家；医保实时结算，跟您到线下医院去一模一样。

因此，一般线下实体医院可能需要3次完成的就诊过程现在至少可以减少1次，如果巧妙安排，甚至可以省去2次。第1次就诊会开出相关检查并预约，您可在互联网医院完成这一步，就省了线下跑一趟。如果能够将做检查的时间和再次看医生的时间约在同一天，或者您检查完毕后再通过互联网医院就诊。那您只需到实体医院1次就能解决所有问题。如果不需要做检查，或者将来我们能够进一步实现远程监测，那患者就完全不需要辛辛苦苦线下跑医院了。

45. 互联网就医挂号后也签到了，进入在线诊室怎么没人接诊，呼叫也没有反应

由于互联网的特性，客观存在您说的情况：您在线的时候，医生还没有接诊到您，您的呼叫没有回应。医生接诊到您的时候，您可能恰恰不在线。因此，一旦您在互联网医院预约挂号了，请您注意保持在线状态，以便及时就诊。当然，为了尽可能降低这种情况造成的影响，我们推出了短信提醒服务，收到已接诊到您的短信，请您立即按照原途径进入在线诊室开始诊疗。我们还强烈建议：您在完成挂号后，点击"去就诊"按钮，然后在医患对话界面提前把您的症状和需求描述给医生，这样医生接诊后就能快速了解您的情况并回复，如果病情平稳，要求合理，医生甚至可以直接沿用历史处方开具新处方。

各医院模式可能有不同，接诊要求有差异。如遇候诊时间较长，可联系互联网门诊客服进行咨询。

46. 同一家医院线下能配的药为什么互联网医院上却不能配

确实，现阶段互联网医院药品目录和线下目录并不完全一致。按照《上海市互联网医院管理办法》规定，互联网医院不得开展的服务中就包括"麻醉药品、精神药品等用药风险较高、有其他特殊管理规定的药品处方开具和配送"。

另外出于运输安全、用药安全以及确保药品质量的角度考虑，很多医院还规定：冷藏药品、盛放容器为玻璃等易碎材料的药品、注射剂、管制药品等互联网医院也暂时不开具。目前各方也在积极协调中，当条件具备时，相关药品就同样可以互联网医院开具并配送了。

47. 我能帮家中的老人、小孩在互联网医院上配药吗

可以的。这是上海各大医院在市卫健委的要求下最新推出的互联网医院就

医新举措。您可以通过添加就诊人的方式绑定老人或孩子的身份信息，然后为他们代配药，同样可享受医保。只是需要注意的是，此项功能各家医院是放在不同的互联网医院入口端，像中山医院是在随申办上的互联网医院中。眼耳鼻喉科医院是在互联网医院微信端。上海各大医院的互联网医院基本都是 3 个患者入口：微信端、支付宝端和随申办上，您确有需要，可在三个平台分别查找即可找到。

当然，这项功能开通的前提是亲属关系认定，上海市采取对接市民政相关信息认证的方式，此项功能目前仅仅限于上海户籍家庭使用了。

48. 互联网医院就诊后，药品一般多长时间可以送到家

互联网医院药品的配送方式有 2 种。一种是"自提"，如果患者距离医院比较近，可以选择这一方式。另一种就是通过快递公司配送到您预留的地址。配送时间受制因素比较多，比如疫情期间，物流配送就明显变慢。正常情况在 2~7 天左右。因此，建议大家使用互联网医院配药时要预留一定的提前量，以免出现药品"断顿"，影响身体健康。

49. 我们是外地患者，当地医生一直无法确诊，想请上海的大专家帮我们诊断一下，互联网医院可以做到吗

当然可以，这是上海各大公立医院互联网医院增加的新功能，同时也是互联网医院的巨大优势，可以突破空间限制、时间限制，让上海的优质医疗资源更好惠及全国患者。

上海各家公立医院的互联网医院成立之初，基本都只开设了普通门诊，且只接诊复诊患者。因为按照《上海市互联网医院管理办法》，其服务范围主要包括："常见病和慢性病患者随访和复诊、家庭医生签约服务"。但是，随着全国医疗卫生系统互联互通互认地深入推进、互联网诊疗服务地广泛开展，大家对互联网医院的认识进一步深化，相关管理政策举措更加到位，上

海各大公立医院互联网医院已开设专家门诊、特需门诊，完全可以实现患者在外地但却能接受到上海专家的互联网诊疗服务哦！当然，您如果事先做些准备，例如上传近期的检验、检查报告和就诊记录，那诊疗会更加精准高效哦！

50. 互联网医院还有哪些新功能值得期待

除了最经常使用的复诊配药功能以外，上级主管部门和各大公立医院的互联网医院管理者一直致力于拓宽互联网医院的使用范围和功能，打造数智健康空间。有不少新功能都让人耳目一新。

从使用人群来说，互联网医院从最初的自费患者、医保患者发展到大病医保患者、儿保患者都可以使用，近期部分互联网医院又开始了互联网＋异地医保的试点，互联网医院的覆盖人群日益广泛。

从功能开发上看，各家公立医院互联网医院已经形成了从诊疗服务到健康监测、健康管理的全周期健康照护的雏形。而每个部分的服务内容也日益丰富。诊疗服务既对接线下的就诊预约、报告查询、院内导航等服务，又在线上设计丰富的服务类型，包括在线咨询、复诊自主配药、在线普通门诊、专病门诊、专家团队门诊、专家门诊、特需门诊、 MDT 门诊等，还会不定期举办各种义诊活动。健康监测在部分医院也开始了积极的探索，包括远程心电监测、远程血糖监测等，患者通过可穿戴设备，将自身相应检测数据实时上传互联网平台，平台后台自动检测并及时发布预警，医生会及时查看，有问题的话就会及时提醒、帮助患者。健康管理方面主要有两个发展方向：健康档案和健康促进。基于患者在医院的诊疗记录互联网医院可以轻松生成患者健康档案，包括门急诊及住院病史、各项检验、检查结果、用药记录、手术记录等，部分医院还可包含患者健康体检的结果。这使得患者不仅不再需要为如何保管好这些资料费心，而且个人健康变化情况一目了然。健康促进则多是集中在健康科普方向，有在线科普讲座、科普文章等，还有的医院开发了用药提醒等小软件，指导患者正确用药。

　　互联网医院在上海诞生仅仅 3 年，作为一个新生事物，很多民众还不是很熟悉，但是正因为此，它才有着无限可能性。希望广大患者能够多多使用已有功能，并不断提出意见，以便让互联网医院不断创新创造各种新功能，不断满足我们对健康美好生活的需要。

后记

本书的编写过程历时一年多，但书中内容的探索与实践却是伴随门诊管理工作的始终。还记得刚刚接手门诊管理工作时的手足无措，左支右绌。所幸，获赠当时上海门诊管理前辈的著作——《现代医院门诊管理指南》一书，虽是一本字数不多的小册子，但涵盖了当时门诊管理的主要内容和要求，给了我们很大的帮助和启迪。

逐渐地我们融入了角色，发现门诊管理工作的几大突出的特点。

一是牵一发而动全身。为了更好地提升门诊质量、安全与效率，考虑医院自身特点和患者就医习惯等因素，每家医院都设计了一系列的流程。这些流程最初的设计者一定也考虑很多因素，特别是注意到门诊流程管理是一个链条式的设计，每一个环节彼此息息相关。因此在优化流程时，门诊管理者要有大局意识和整体设计的理念，发现各个环节的内在联系，避免出现次生问题。

二是实干家和多面手。门诊管理事无巨细，因为门诊涵盖的范围实在太广。门诊办公室恐怕是整个医院当中唯一一个既要直接服务患者，又要直接服务医生的部门。与此同时，还要寓管理于服务，在服务的过程中，融入管理规则和制度，确保门诊服务的规范性，提升门诊质量和效率。因此，要求门诊管理人员能够俯身到基层一线发现问题、解决问题，不断优化服务细节，并且协调、动员院内相关部门的资源一同努力，实现医院门诊高效、顺畅运行。

三是常做常新。随着时间的迁移、物理空间的调整、新技术手段的出现、政策的调整等变化的出现，门诊服务管理的流程、方式也需要跟着进行调整和变化，以适应政策的规定、患者的需求、医生的期待。特别是在信息化、数字化、智能化时代，技术的迭代和进步，社会公众对于智能终端的接受和掌握，都极大地改变了医疗服务生态。门诊管理者要善于学习，彼此借鉴好的工作方法和思路，共同提高与进步，与院内各部门通力合作，才能做出最好的流程设计。

由于上述的三大特点，我们清醒地认识到门诊管理工作没有最好，只有更好。这也是为什么每一次门诊管理学术研讨会上，我们都积极地参与学习、交流。每一位门诊管理者都在共鸣中，不断探索进一步优化门诊工作的思路。因此，当我们抛出希望整理近年来门诊管理工作的思考时，立刻得到了几家复旦大学附属医院门诊部主任们的一致响应。讨论会上大家各抒己见，气氛热烈，很快就定下了写作大纲和各自的任务。复旦大学出版社也第一时间积极回应。然而，因为各种原因，此书成稿及出版时间一再延期。但是，事物总有两面性。这一年多，也是上海市便捷就医服务数字化转型政策推出最密集的时候，国家关于智慧医院建设的框架和标准也更加清晰，这让我们能够更好地从国家智慧医院建设的角度、上海数字城市建设的高度、医院高质量发展的维度上，主动去对标各项门诊举措和要求，大大丰厚和提升了本书内容。

现在看到本书终于付梓，犹如一个婴儿呱呱坠地，满满都是喜悦和欣慰。当然其中还夹杂丝丝遗憾和忐忑。门诊服务无止境，门诊工作包罗万象，本书中肯定有许多内容并没有达到患者和同道们的期待，但诚如出版社编辑老师鼓励我们的："这是一项初创的工作，让人们看到门诊管理工作的复杂性，也让大家了解门诊管理工作者们为民服务的初心。"我们热切地想把自己的经验和做法毫无保留地告诉所有人，热切希望更多患者能够善用这些信息化举措，希望每位患者从中获益，尽管我们的流程中仍可能存在很多不足和待改善的地方，但确实是目前我们综合评估各自医院的实际特点之后得出的最优流程，我们希望以此书抛砖引玉，欢迎同道们一起讨论批评，共同进步。

优质的门诊管理，意味着相对完善的制度与规则体系，这不是靠某一位门办主任完成的，而是一代代门诊管理者的持续改进和经验积累。我们是站在前辈的肩膀上才能有今天的些许成绩，谨以此书致敬门诊管理前辈！而在日常的门诊工作中，只有门诊管理与服务的所有相关部门，包括网络中心、医务处、护理部、财务处、保卫处、总务后勤等的大力支持和配合，才能保证门诊的正常且高效的运行。当然智慧门诊建设，尤其离不开网络信息部门的鼎力支持。

是他们把门诊管理的一项项制度、规则，门诊人的一个个想法变成一个个便捷、实用的软件和系统。还要感谢患者，正是他们的配合使用和反馈让我们通过一次次升级把系统打磨得更加便捷、完善。虽然他们没有直接参与本书编写，但是却为本书内容打下坚实基础。

在门诊工作和本书的写作过程中，还得到了多位院领导和行业同道的指导和关心，如樊嘉院长、郭小毛院长、钱菊英副院长、上海市医院协会门诊管理专委会的宓轶群主委等。另外，好朋友汪冬梅老师前期参与大量工作，审读初稿并给出专业意见，在此一并真诚感谢。

最后还要特别感谢本书出版单位，复旦大学出版社严峰书记、董事长，医学分社魏岚社长和王瀛编辑，他们的耐心鼓励给了我们极大的勇气和信心，他们的专业工作为本书增色不少。

崔彩梅　董枫
2023 年 4 月

图书在版编目（CIP）数据

数字化时代的智慧门诊：门诊管理与服务新理念、新实践/崔彩梅,董枫主编.—上海：复旦大学出版社，2023.5(2023.11 重印)
ISBN 978-7-309-16464-0

Ⅰ.①数…　Ⅱ.①崔…②董…　Ⅲ.①医院-信息管理-问题解答　Ⅳ.①R197.324-44

中国版本图书馆 CIP 数据核字（2022）第 202177 号

数字化时代的智慧门诊：门诊管理与服务新理念、新实践
崔彩梅　董　枫　主编
责任编辑/王　瀛

复旦大学出版社有限公司出版发行
上海市国权路 579 号　邮编：200433
网址：fupnet@ fudanpress. com　http://www.fudanpress. com
门市零售：86-21-65102580　团体订购：86-21-65104505
出版部电话：86-21-65642845
上海丽佳制版印刷有限公司

开本 787 毫米×1092 毫米　1/16　印张 15.25　字数 232 千字
2023 年 5 月第 1 版
2023 年 11 月第 1 版第 2 次印刷

ISBN 978-7-309-16464-0/R・2002
定价：50.00 元

如有印装质量问题,请向复旦大学出版社有限公司出版部调换。